主编单位　首都医科大学附属北京佑安医院

新型冠状病毒肺炎
老年人
自我防范读本

主编　娄金丽　冯霞

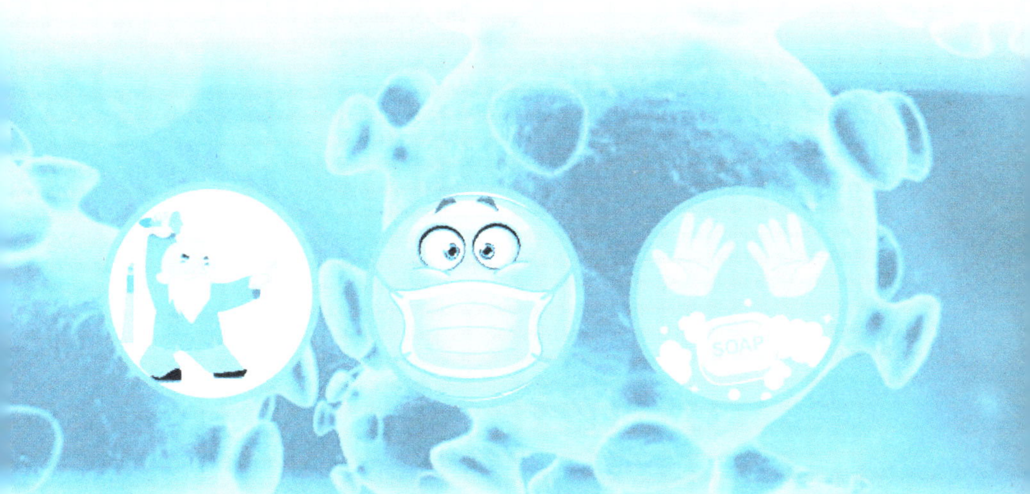

华龄出版社
HUALING PRESS

新型冠状病毒肺炎老年人自我防范读本

主　　编　娄金丽　冯　霞

编写成员（按姓氏笔画排序）

于艳华　严　艳　赵　艳

配　　图　占倍源

微信扫码
听本部分有声书学新冠病毒防范知识

内容提要

本书是一本写给老年朋友的防控“新型冠状病毒肺炎”的书，主要聚焦老年人对新型冠状病毒肺炎的预防，以及感染后的自我管理。重点介绍4方面的内容：老年人新型冠状病毒肺炎的预防和防护，强调预防基础疾病、合理膳食和药膳以及戴口罩、勤洗手等个体及家庭防护；新型冠状病毒肺炎的疫情发生发展、临床表现、传播途径，老年人为什么易感染？新型冠状病毒肺炎疫情下的应急处理，包括心理调适、自我健康评估、居家隔离以及疑似新型冠状病毒感染和非新冠类疾病就医引导；疫情后如何调适等。

序

新型冠状病毒肺炎来势凶猛，让所有人猝不及防。个人、医疗机构、国家重大疫情防控体系和公共卫生应急管理体系都面临极大的考验。面对严峻的疫情，习近平总书记亲自指挥，发出打一场疫情防控人民战争的伟大号召，动员和组织全社会力量投身战役。全国各地党政军警民积极响应国家号召，万众一心，全力以赴。广大医务工作者第一时间奔赴前线，与时间赛跑，与病魔斗争，日夜奋战在抗疫主战场，成为最美逆行者，上演着一曲曲勇敢无畏、舍小家为大家的英雄赞歌。经过艰苦努力，目前国内疫情形式出现积极变化，朝着向好方向发展。

新型冠状病毒肺炎是由新型冠状病毒引起，主要引发呼吸系统病变的重大传染病，是新中国建国以来最严重的突发传染病，就目前的数据看，其确诊病例数以及死亡人数均已超过2003年的非典。临床病例研究表明，新型冠状病毒肺炎与其他呼吸道传染病具有相同的特性，比如都是通过一定的传播途径将病毒传染给易感人群，引起易感人群发病。因此，只要能控制传染源，切断传播途径、保护易感人群就可以做到远离传染病。对于新型传染病，了解传染病的基本知识，学会自我防护，通过运动食养提高免疫力，这就是最好的自我防病方法。对老年朋友来说，基础病慢性病比较多，感染后重症化率和病亡率比较高，增强自我防护、掌握基础防护措施显得尤为重要。

我院经历2003年抗击“非典型肺炎”的战役和甲型H1N1流感等重大传染病救治，积累了丰富的临床经验。这次新型冠状病毒肺炎疫情爆发以来，医务人员们以敏锐的视角，密切跟踪疫情发生发展和疾病研究进展，忙碌的工作之余查阅了大量专业资料，编写了这本《新型冠状病毒肺炎老年人自我防范读本》。该书专门针对老年朋友身体特点、日常生活习惯，帮助老年人掌握新型冠状病毒肺炎的相关知识和防护技能，共克时艰。书中的很多细节让人感动，如针对老年朋友在疫情期间可能出现的心理波动进行调适，结合老年人代谢特点，如何通过饮食和药膳提高免疫力，在新型冠状病毒肺炎疫情期间，老年朋友如果遇到隔离、就医等问题该如何处理等。全书以通俗易懂的文字，配以生动的图片，采用提纲的形式进行编写。老年朋友既可以按章节顺序阅读，也可以根据自身感兴趣的话题在目录中查阅，十分实用，很值得一读。

面对一种新发病毒传染病，既往成功经验是重要参考，但并非完全适用。书籍出版时疫情还在继续，人们对疾病的认识仍在不断加深，本书中描述的内容也可能会发生变化。

青山遮不住，毕竟东流去。中华民族历经磨难，但愈挫愈勇。相信有党中央的坚强领导和全国各族人民的团结奋战，我们一定能取得对抗新型冠状病毒肺炎疫情的最终胜利。

首都医科大学附属北京
佑安医院院长　金荣华
2020 年 2 月

前 言

自2019年12月初新型冠状病毒肺炎在武汉爆发以来，疫情已迅速扩散至全国及其他多个国家和地区，截至2020年2月28日24时，已造成全国31省（自治区、直辖市和新疆生产建设兵团）79251人确诊，2835例病患死亡。疫情爆发后，党中央、国务院高度重视，各地方政府积极响应，2020年1月下旬全国31省（市）启动突发公共卫生应急I

级响应，打响全民防疫阻击战。

新型冠状病毒肺炎严重危害人类生命安全，人群普遍易感，武汉大学中南医院早期的临床报告显示，感染者平均年龄为56岁，有基础疾病的中老年人尤为易感，老年人致死率达到4.3%。然而，到目前为止，尚无针对新型冠状病毒感染特效治疗药物。因此，如何有效预防和自我健康管理尤为重要。

本书是一本写给老年朋友的防控“新型冠状病毒肺炎”的书，主要聚焦老年人对新型冠状病毒感染的预防，以及感染后的自我管理。重点介绍四方面的内容：新型冠状病毒感染的疫情发生发展、临床表现、传播途径、易感人群等基础知识；新型冠状病毒感染的预防和防护，强调预防基础疾病，合理膳食、药膳和个体及家庭防护；新型冠状病毒感染疫情下的应急处理，包括心理调适，自我健康评估，居家隔离以及新型冠状病毒感染和非新冠疾病就医引导；疫后调适等。

目前针对新型冠状病毒肺炎防护相关的书籍多聚焦在对疾病的认知，引导人们做好个人防护等方面。本书除介绍以上内容外，结合老年人特点，着重介绍了老年人如何通过预防基础疾病，合理膳食和药膳增强免疫力来预防感染；出现疑似症状后如何进行自我评估，以及有效居家隔离和正确就医；疫情期间其他非新冠疾病发生时如何合理就医；疫情期间大量负面消息情况下，如何进行心理调适；疫情结束后应注意哪些问题等。以上内容不仅能给老年朋友预防新型冠状病毒肺炎提供可操作性的指导，而且在其他传染病发生时亦有参考作用。

本书内容科学规范，图文并茂，深入浅出地为老年朋友提供及时有效的防疫抗疫、居家保健指引，为最终打赢抗击新型冠状病毒肺炎的人民战争做出应有的贡献。

本书在编写过程中，由于时间仓促，难免有不足之处，恳请读者批评指正。

编者

2020 年 2 月 29 日

目 录

第一章

新型冠状病毒肺炎基础知识

第一节 新型冠状病毒的前世今生 004

1 什么是冠状病毒 004

2 什么是新型冠状病毒 006

3 新型冠状病毒与SARS病毒是近亲，但不是一回事 007

4 新型冠状病毒并不可怕，有可能最终会像流感一样 010

5 新型冠状病毒可能来源于蝙蝠 011

⑥ 穿山甲、蛇等或为新型冠状病毒潜在中间宿主 014

第二节 新型冠状病毒离我们有多远 016

① 新型冠状病毒感染者是主要的传染源 017

② 什么是零号病人，跟疫情有什么关系 019

③ 超级传播者 020

④ 宠物会传播新型冠状病毒吗 021

第三节 新型冠状病毒传播途径 024

① 飞沫传播是主要传播方式 025

② 接触传播不容忽视 026

③ 新型冠状病毒可通过气溶胶传播，但可防可控 028

④ 新型冠状病毒通过粪口途径传播有待证实 030

第四节　哪些人容易感染新型冠状病毒　031

1 人群普遍易感新型冠状病毒　031

2 为什么新型冠状病毒更青睐老年人　032

第五节　感染新型冠状病毒的症状　034

1 发热、乏力、干咳是新型冠状病毒感染的常见症状　034

2 新型冠状病毒感染与流感、普通感冒的症状存在明显的区别　035

3 无症状感染者　038

第六节　新型冠状病毒肺炎的诊断　039

1 诊断新型冠状病毒肺炎的常规手段　039

2 CT 影像学和病毒核酸检测优缺点是什么　040

3 CT 检查和核酸检测究竟哪个更准　041

4 为什么新型冠状病毒肺炎诊断金标准是核酸检测　042

第七节 新型冠状病毒肺炎的治疗 043

① 没有针对新型冠状病毒肺炎的特效药 043

② 既然没有特效药，为什么还要入院治疗 044

③ 中医药治疗 045

④ 新型冠状病毒肺炎可能最终会被疫苗终结 046

第二章 ▶▶▶

老年人新型冠状病毒肺炎的预防

第一节 增强免疫力 049

① 预防基础疾病 049

② 推荐几种简单易行的居家锻炼方式 056

③ 疫情期间通过合理膳食提高免疫力 062

④ 适当服用药膳提高免疫力 068

第二节 加强防护 074

1 戴口罩 075

2 勤洗手 081

3 室内环境消毒 083

第三章 ▶▶▶

老年人疫情期间的应急处理

第一节 疫情发生时应关注的事项 093

1 关注官方报道的疫情相关内容 093

2 关注医疗资源及远程就医 094

第二节 疫情期间怀疑感染新型冠状病毒肺炎如何处理 095

1 感染风险的自我评估 095

2 就医前准备 100

3 疑似新型冠状病毒感染就医流程 102

第三节　疫情期间患其他疾病如何处理　104

1 出现急诊或危重症，应就近选择医院立即就诊　105

2 慢性病稳定期的患者，尽可能减少去医院就诊次数　106

第四节　疫情期间如何进行隔离　107

1 密切接触者的居家隔离　108

2 如何照顾居家隔离的亲人　110

第五节　疫情期间必须外出如何处理　112

第六节　疫情期间情绪的自我管理　114

1 情绪的自我调适　116

2 不信谣，不传谣　119

3 养成良好的生活卫生习惯　120

第四章

疫情过后老年人的调适

1 创造愉悦的生活环境，保持和谐的人际关系　125

2 保持健康的生活卫生习惯，远离传染病　127

3 转变传统就医观念，学会网络平台询医就医　129

第一章

新型冠状病毒肺炎基础知识

微信扫码

听本章有声书
学新冠病毒防
范知识

新型冠状病毒肺炎是由新型冠状病毒感染所引起的一种传染性疾病。对于人类来说，它是一种全新的疾病。2019年12月8日，武汉卫健委通报首例新型冠状病毒肺炎发病时，人们对其尚不甚了解。至2020年1月下旬疫情迅速扩散至全国及其他35个国家和地区，全国31省（市）相继启动突发公共卫生应急I级响应，打响全民防疫阻击战。目前该病毒所致疾病已纳入《中华人民共和国传染病防治法》规定的乙类传染病，并采取甲类传染病的预防、控制措施。2月8日，国务院应对新型冠状病毒肺炎疫情联防联控机制成员决定，**将新型冠状病毒感染的肺炎暂命名为“新型冠状病毒肺炎”，简称“新冠肺炎”，后来，世界卫生组织将英文名定为“COVID-19”。**截至2020年2月底，疫情和防控工作日渐明朗。在与病毒斗争的过程中，科学家们和一线医务人员一道不断探索和求证，逐渐明确了病毒的性质、潜伏期、传播途径和防控方法，与此同时，各种检测试剂相继开发，治疗药物和疫苗正在加紧研制。彻底战胜新型冠状病毒肺炎指日可待。

第一节 新型冠状病毒的前世今生

1. 什么是冠状病毒

冠状病毒是一种会在哺乳动物和鸟类身上引起呼吸道和胃肠道感染的大型病毒家族，除可感染人类外，还可感染猪、牛、猫、犬、貂、骆驼、蝙蝠、老鼠、刺猬等多种哺乳动物以及鸟类。冠状病毒为单股正链 RNA 病毒，电子显微镜下可观察到其外膜上有明显的棒状粒子突起，**形态与皇冠相似，因此命名为冠状病毒。**在遗传学上被分为四个主要的病毒属：甲型冠状病毒、乙型冠状病毒、丙型冠状病毒和丁型冠状病毒。前两个属主要感染哺乳动物，而后两个属主要感染鸟类。**此前科学家已鉴定出六种可以感染人类的冠状病毒**（图 1-1），包括 HCoV-NL63、HCoV-229E、HCoV-OC43、HCoV-HKU1、重症急性呼吸综合征冠状病毒（SARS-CoV）和中东呼吸综合征冠状病毒（MERS-CoV），前两者属于甲型冠状病毒，后四种属于乙型冠状病毒；前四种冠状病毒在人群中较为常见，致病性较低，一般仅引起类似普通感冒的轻微呼吸道症状。直到 2003 年 SARS 大流行以及 2012 年 MERS 疫情发生，引起严重的呼吸系统疾病流行后，冠状病毒才引起全球关注。**引起此次疫**

情的新型冠状病毒不同于以往已发现的人类冠状病毒，是迄今为止发现的第 7 种可引起人类疾病的冠状病毒。

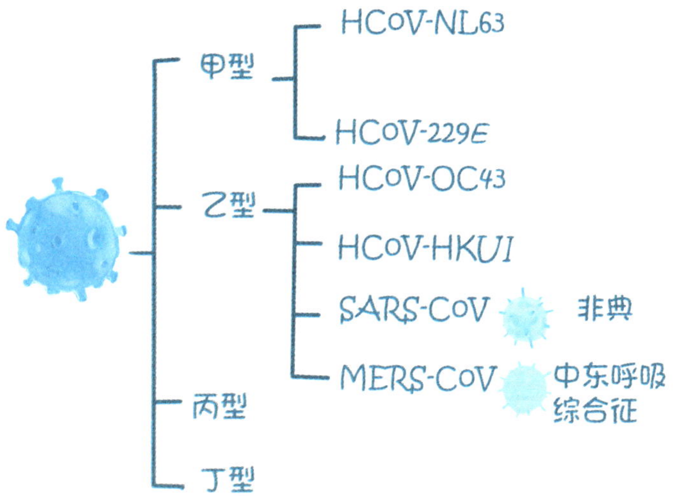

图 1-1 冠状病毒家族

2. 什么是新型冠状病毒

新型冠状病毒属于乙型冠状病毒，通过呼吸道上皮细胞感染人类，对人类有很强的感染能力。2020 年 2 月 11 日，世界卫生组织（WHO）将引起新型冠状病毒肺炎的病毒命名为“2019年新型冠状病毒（2019-nCoV）”。目前科学家已经获得了这个病毒的全基因组序列、电镜照片，并且已成功在体外分离培养出新型冠状病毒（图1-2）。

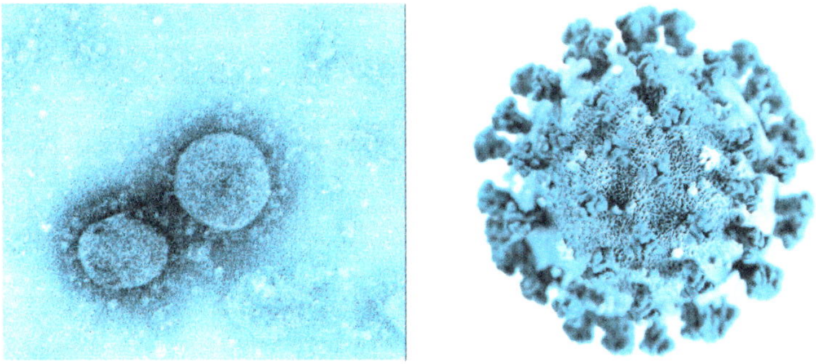

图1-2　新型冠状病毒

注：左图为中国微生物组数据中心发布的电子显微镜下，系列编号为NPRC 2020.00002的新型冠状病毒图像。右图为美国疾病预防控制中心创造的可视化新型冠状病毒立体模型。

3. 新型冠状病毒与SARS病毒是近亲，但不是一回事

新型冠状病毒与SARS病毒一样，都属

于冠状病毒，是冠状病毒不同的变种。SARS就是我们所熟知的“非典”，医学上被叫做严重急性呼吸综合征。经历过“非典”的人们，至今谈起“非典”和“SARS”，都会记忆犹新，甚至谈虎色变。SARS病毒主要感染动物，但也能传播到人类身上并在人群中传染。从2002年底至2003年中，SARS共感染了8096人，其中大多数是中国患者，并造成17个国家的774人死亡。事实上，到了2004年SARS已经基本消失。现在SARS病毒或许仍在动物中存在，但已经不在人类间传播了。这次新型冠状病毒肺炎疫情开始时，因具有与SARS相似的严重肺部感染，甚至致死的临床表现，有些人说是SARS卷土重来，造成了很多人的恐慌。**实际上，在临床上两者的确具有相似的地方：人群都普遍易感，也都是通过相同的传**

播方式进入人体，导致严重的“肺炎”。而且重症病例一般在感染一周后出现呼吸困难，严重者可快速发展成急性呼吸窘迫综合征，无法自主呼吸，CT 影像学结果表现出“白肺”。此时如果病情得不到及时控制，可能会伴随一些危及生命的并发症，如脓毒症休克、难以纠正的代谢性酸中毒和出凝血功能障碍。**但是，新型冠状病毒的基因特征与 SARS 和 MERS 有明显区别，且具有更强的传染性。**现在已经知道的是：新型冠状病毒肺炎的暴发规模已经超过了 SARS。

从某些方面说，控制 SARS 比较容易：SARS 的感染者一般都会在出现症状（比如发烧）之后才会具有传染性。这意味着控制了发病的病人，对其进行隔离治疗，就可以切断传染，而新型冠状病毒肺炎临床表现更为多样，部分病患以发热为首发症状，但也有部分病人因其他症状来医院就诊，住院后才开始发热。这给新冠疫情的控制带来新的挑战。

4. 新型冠状病毒并不可怕，有可能最终会像流感一样

病毒感染人类的目的是使其物种得以延续。如果人类因为感染某种病毒都死了，病毒也不可能延续下去。因此，病毒在感染人类以后，会通过发生变异，以寻求与人类之间的适应性，从而达到某种平衡，既能使其自身物种得以延续，也不至于使人类因为疾病而灭亡，最终达到与人类和平共处。病毒在人与人之间的传播过程中，一般情况下其传染性会越来越强，但致死率会越来越低。比如新型冠状病毒肺炎的第一代感染者中有些病例在与武汉华南海鲜市场接触的过程中被感染（至此书出版时，有学者认为新

型冠状病毒肺炎不一定发源于武汉华南海鲜市场），不仅发病急，重症多，病死率也高；随后，第二代感染者（被第一代感染者传染的武汉人或去过武汉的人）、第三代感染者（被离开武汉的人传染，自身没有去过武汉的感染者）乃至第四代感染者（全国各地被第三代传染的人群）相继出现，并引爆全国新型冠状病毒肺炎的疫情。但武汉之外其他城市的发病者，以及随着疫情发展，后来被感染的人中重症患者越来越少，且无症状感染者越来越多也说明了这一点。到最后，这次疫情可能被某种问世的新疫苗终结。像其他冠状病毒一样，会常规性地感染人类，引起普通感冒或者肺炎，也可能会像流感一样，随着季节产生和消失。

5. 新型冠状病毒可能来源于蝙蝠

中国病毒学专家石正丽的团队在疫情爆

发的第一时间就发表了论文，指出新型冠状病毒和在中华菊头蝠身上发现的SARS病毒基因序列相似度是79.55%；和一种舟山地区蝙蝠体内冠状病毒的序列相似度接近90%；和另一种来自云南的中华菊头蝠体内冠状病毒序列相似度是96%。由此推论：**新型冠状病毒可能来源于蝙蝠**（图1-3）。**但目前新型冠状病毒肺炎患者体内的病毒，和已知蝙蝠体内的病毒差异显著，两者相距1100个核苷酸。**专家的共识是，**新型冠状病毒从蝙蝠到人之间可能还存在1个或多个中间宿主。**

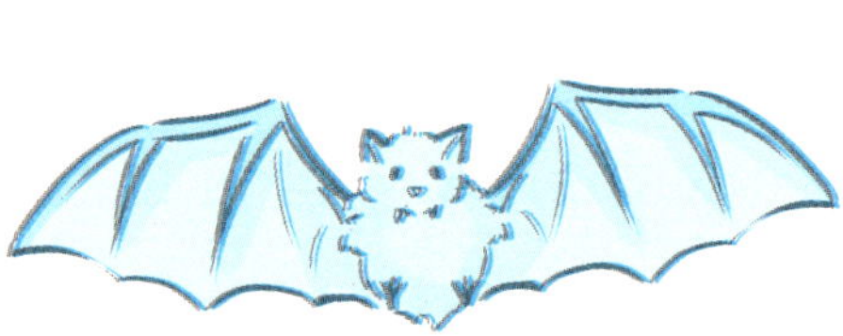

图1-3　蝙蝠

蝙蝠是生态系统中极为重要的一部分，

大部分蝙蝠是夜行性昆虫的主要捕食者，一些种类是植物授粉者和种子传播者，同时蝙蝠还是生态系统中食物网不可或缺的部分。一些科普文章中说蝙蝠可能携带4000多种病毒。实际上按照被广为接受的病毒分类，蝙蝠携带病毒的种类大概是50～150种。然而作为所有哺乳动物中第二庞大的类群，蝙蝠在全球分布有1400种，物种多样性极高。所以50～150种病毒是分布在一千多种蝙蝠的体内。在过去几十年中，几乎每一种来自蝙蝠的致命疾病，都伴随着人类对这个物种的主动侵犯。例如：对森林的砍伐减少了蝙蝠的自然栖息地，迫使它们进入人类活动区；将蝙蝠当作野味来取食，导致病毒感染；而过度放牧让家牛、家马进入蝙蝠栖息地，成为致命病毒的中间宿主。疫情之后，生活还会继续。那时候如果失去蝙蝠，生态系统将遭受不可估量的损失。人们应该远离蝙蝠，拒绝食用蝙蝠。

6. 穿山甲、蛇等或为新型冠状病毒潜在中间宿主

人类冠状病毒的感染能力，取决于病毒表面的一种棘突蛋白与人细胞上 ACE2 蛋白的结合能力。而分离于蝙蝠的冠状病毒株的棘突蛋白并不能很好地与人细胞结合。新型冠状病毒可能和 SARS 病毒一样经过演化，分别获得了结合人 ACE2 的能力，从而导致大规模疾病传播。因此，可能的推测是，**某种寄生于蝙蝠体内的冠状病毒，因为某种原因进入了目前未知的某种动物（我们称之为中间宿主）体内；离开了蝙蝠的冠状病毒，在这种目前未知的动物群体中得到了稳定传播并且发生突变，最终获得了感染人类的能力。**而此时此刻，它已经和天然宿主体内病毒的原始性

状有了根本的区别。由于中间宿主可能是普遍存在的多种动物，目前已知的 6 种感染人类的冠状病毒中间宿主并没有完全明了（图 1-4）。

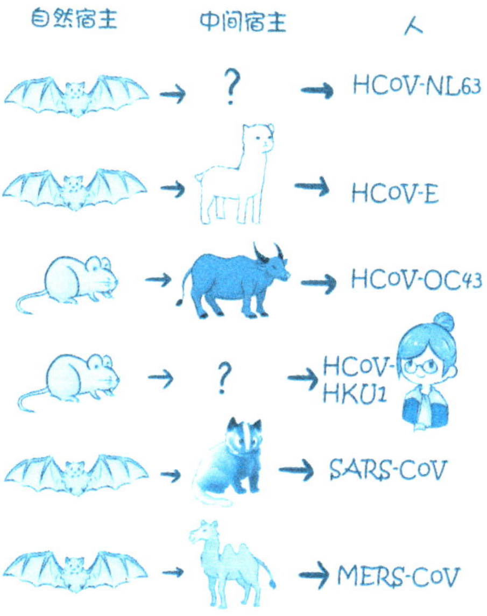

图 1-4　6 种人类冠状病毒感染的进化

2020 年 2 月 7 日，华南农业大学沈永义教授、肖立华等科研人员，通过联合攻关，在新型冠状病毒潜在中间宿主的溯源上取得突破。他们的最新研究表明，穿山甲可能为新型冠状病毒的潜在中间宿主。

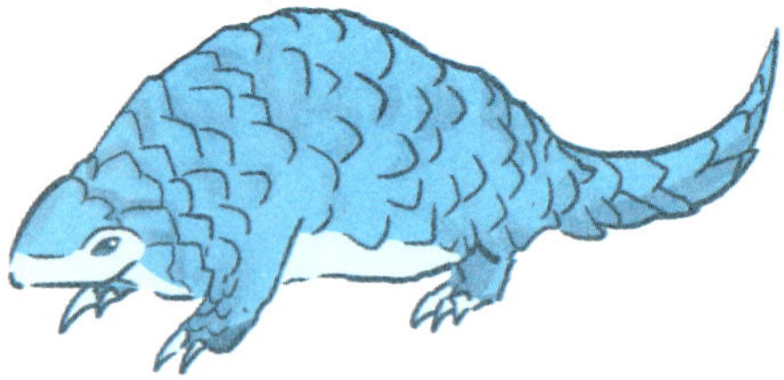

图 1-5　穿山甲

也有研究者指出，新型冠状病毒的中间宿主可能是蛇。但目前为止，新型冠状病毒中间宿主仍未得到一致认可。

第二节　新型冠状病毒离我们有多远

疫情期间，新型冠状病毒可能就潜伏在我们周围，它们或许藏在新型冠状病毒肺炎患者和无症状感染者体内，也可能会存在周围的环境中，如悬浮在空气中或附着在物品表面。**新型冠状病毒的感染者是最主要的传染源，无症状感染者也可能成为传染源。**

1. 新型冠状病毒感染者是主要的传染源

人传人是指疾病可以在人和人之间进行传播。新型冠状病毒肺炎对于人们来说是一种全新的疾病，人们对它的认识是在不断的探索中逐渐加深，对该病传播链的认识也在不断刷新之前的认知。新型冠状病毒肺炎最先发病的一批人多与湖北武汉华南海鲜市场有密切接触史。该市场除售卖海鲜以外，还贩卖野生动物。研究人员经过实地采样，和来自于病人体内的病毒进行比较，推测该病毒可能来自于该市场的野生动物。因此，在最初的认知中，专家们认为新型冠状病毒肺炎仅在与华南市场有接触史的人群中发病；随着疫情的进展，不断地出现了没有华南海鲜市场接触史的病患，**新型冠状病毒在人和**

人之间传播被证实。

即便如此，世卫组织专家一度认为新型冠状病毒在人与人之间传播为“有限人传人”。“有限人传人”是指疾病人传人为非常偶然发生的，多半和家庭的易感相关，患者往往是亲子关系，有遗传易感性。这种情况一般传一两代就断了，不会出现多代传染，最多有二代病人，不会出现三代以及更多病人，而且一般不会出现一个人传染多个二代病例。如果A传给B，B传给C，C又传给D，就是“持续人传人”。如果病毒出现指数级增长，比如一个人传给多人，这些人又连续传给更多的人，就是高效传播，甚至超级传播了。实际上，至2020年2月，中国境内疫情得到有效控制，并逐渐向好。但境外疫情却呈爆发势态，多国报道称发现超级传播者，其中最有影响力的是英国1名超级感染者致3国共11人感染。新型冠状病毒肺炎的防控变得更加困难。

2. 什么是零号病人，跟疫情有什么关系

零号病人通常指第一个患某种传染病，并开始散播病毒的病人，在流行病调查中被叫做“首发病例”。其在传染病的发生、发展和传播过程中，以及传染病的认知、研究过程中占有重要的地位。对零号病人的细致调查，能为疾病来源、病因分析、预测等提供大量宝贵信息。能够锁定传染源，比如是否接触什么动物；锁定传播方式，比如跟动物是如何接触的；能够了解流行病史；了解到病毒在人体的潜伏期是多长。如果将零号病人的亲密接触者纳入观察，就能对病毒的传播力有所判断；如果零号病人本身没有发病，作为无症状携带者，他是如何应对病毒免疫的，或许我们能够发现病毒是在哪里及如何

发生变异从而感染人类。这样，血清、疫苗等抑制或治愈性药物就可以提前开发出来。

3. 超级传播者

世界卫生组织将超级传播者定义为把病毒传染给10人以上的病人。在如今这个高度连通的社会中，能够持续散播病毒或短时间内散播大量病毒的个体均有可能成为超级传播者。特定受感染的人群可能具有更强的传播病毒的能力。例如对病毒产生耐受的人群，他们不会产生明显的症状，不会感到不适，因此可能会继续日常生活，这在无意中会感染更多人；另外，对于免疫系统较弱的人来说，他们体内的病毒可以大量复制，也提高了病毒的复制效率，其中，频繁咳嗽，打喷嚏以及卫生习惯不好的感染者也是潜在的“超级传播者”。因此，我们应尽量减少与上述群体的接触。

虽然我们现在都知道发热几乎是所有确诊患者共同存在的症状，但是到底何时出现发热我们并没有真正去关注过，是确诊前还是确诊后发热呢？临床研究告诉我们：只有43.8%的病人在早期出现了发热症状，而住院后出现发热症状占87.9%。相比同属冠状病毒致病的SARS和MERS，患者入院前不发热的极少。埃博拉病毒和SARS在潜伏期并无传染性，而新型冠状病毒在潜伏期就具有传染性，这也更加说明新型冠状病毒肺炎的防控更难。该病毒长潜伏期者也有可能因为没有在14天内出现相应的症状而被误诊、漏诊，从而成为超级传播者。

4. 宠物会传播新型冠状病毒吗

许多老年朋友喜欢养小动物，日常与家养宠物有亲密接触，疫情期间非常关心宠物是否会将病毒传染给人。就目前的证据来看，还不能证明宠物会传播新型冠状病毒。

2020 年 3 月 4 日，香港渔护署发言人称，一只宠物狗鼻咽拭子被检测到新型冠状病毒弱阳性。根据 2003 年 SARS 经验，感染 SARS 病毒的猫、狗不会生病，亦不会将病毒传给人类，目前亦没有证据显示猫、狗等宠物会将新型冠状病毒传播给人类。世界卫生组织表示，正在与香港卫生当局及科学家一起，研究那只宠物狗的检测结果，以进一步了解该个案是属于被感染，还是从受污染环境粘上病毒。至本书出版时，仅有以上 1 例狗体内检测出新型冠状病毒报道。

宠物狗鼻咽拭子检测出新型冠状病毒，不代表会造成发病或传播病毒。不少冠状病毒能在环境中残存数天，所以不能排除狗的鼻腔及口腔适合病毒存活，但是否能在狗的体内繁殖病毒未被证实，而且是否引起新型冠状病毒在宠物与人之间传播亦未被被证实。因此，大家不必过分担心，也不需要对宠物感到恐慌。

但广大老年朋友也不能掉以轻心。虽然没有证据表明宠物能够传播新型冠状病毒，但宠物可能会因为接触到带有病毒的物体，将病毒沾染到家用物品上，就如同被病毒污染的门把手、电梯按钮，人类因接触而感染。因此，疫情期间老年人在与宠物相处时需要注意以下几点：①与宠物接触后，用肥皂和水洗手，以便减少某些病毒、大肠杆菌、沙门氏菌等常见病原体传播；②出门时除做好自身防护外，也需要给宠物做好防护，如遛狗时使用狗绳，可能的情况下给狗套上口罩，以防宠物狗乱碰周遭物品；③回家后，清洁消毒宠物四肢，减低沾染病原体的风险；④若是家里有人染病，病人应避免与宠物接触。

第三节 新型冠状病毒传播途径

卫生防疫专家强调，目前可以确定的新型冠状病毒肺炎传播途径主要为经呼吸道飞沫和密切接触传播，在相对封闭的环境中长时间暴露于高浓度气溶胶情况下存在经气溶胶传播的可能，消化道粪口途径传播还不确定（图 1-6）。

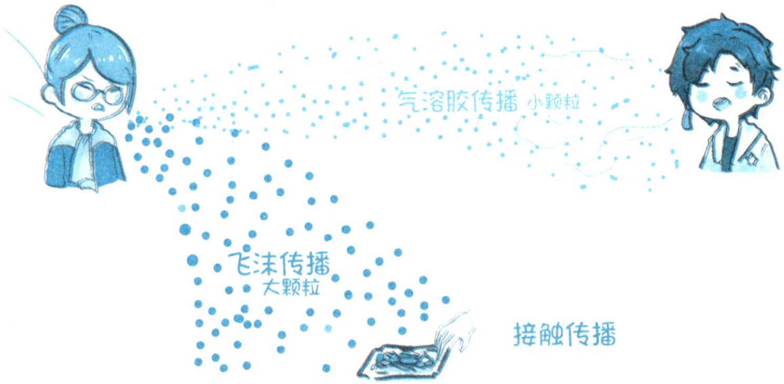

图 1-6　新型冠状病毒传播途径

1. 飞沫传播是主要传播方式

飞沫传播是指感染了新型冠状病毒的人通过咳嗽、喷嚏、谈话排出带有病毒的分泌物飞沫，易感者吸入后受到感染，是新型冠状病毒肺炎最主要的传播方式，也是引起其他传播方式的主要原因。病人喷出带病毒的飞沫沉积在物体表面，为接触传播提供基础；如果小颗粒飞沫继续悬浮在空气中，形成气溶胶，有可能造成气溶胶传播。**但飞沫传播也是最容易进行防控的一种传播方式：**将带毒的患者隔离开来，减少传染性飞沫的来源；未感染者做好防护，避免吸入带毒飞沫，就可以避免感染。这也是在新型冠状病毒肺炎疫情的重灾区武汉，为什么要将所有感染了新型冠状病毒的病人按病情轻重分为4级，分别安排至不同医院和隔离点进行集中诊治的原因。

2. 接触传播不容忽视

接触传播是指带有病毒的飞沫沉积在物品表面，其他人通过接触污染了手，被污染的手再接触口腔、鼻腔、眼睛等粘膜，导致感染的一种传播方式（图 1-7）。**接触传播无处不在。**因为病毒看不见，无法通过肉眼辨别出哪些是被病毒污染的物品，它既可以是任何的家具、公共设施，也可以是超市的商

图 1-7　接触传播

品，因此难以进行专门有针对性的消毒处理；另一方面，人类是通过手进行生产劳动和完成日常起居的，一天中会接触多到数不清的东西，有些是在有意识情况下完成，有些是无意识行为。这些都给接触传播提供了很好的机会。新冠疫情中，很多没有明确的与新冠病人接触史的感染者，多为接触传播引起。**接触传播最好的防护措施就是在没有被污染的空间里隔离，不与外界接触。**这就是这次新型冠状病毒肺炎疫情下，为什么要求大家都待在家里隔离不出门的原因。但实际上，除了农村可以做到较长一段时间不出门以外，城镇居民因为需要采购生活必需品很难完全做到。针对这种情况，湖北省疫情比较集中的地区，如武汉三镇、黄冈等采取了生活必需品集中配送的方式，以减少居民外出所造成的接触感染风险。

3. 新型冠状病毒可通过气溶胶传播，但可防可控

气溶胶传播是指飞沫混合形成小颗粒悬浮在空气中，易感者吸入后导致感染的一种传播方式。气溶胶是自然界中常见的现象，可以自然产生，如云、雾、霾、飘在空中的灰尘；也可以人为形成，如喷嚏、咳嗽产生的飞沫，有大有小，大的很快落到地面了，小的可以在空气中悬浮一段时间，它们悬浮在空中时就属于气溶胶。

并不是有气溶胶的地方就存在感染风险。在实际生活中，暴露在外的病毒绝大部分都很快死亡。**含有病毒的气溶胶只有聚集形成一定数量级的高浓度才具有潜在感染的可能性，**所以仅在一些相对密闭的场所，例如电梯里、医院诊室等，即使没有见到患者，如果有气溶胶，此时摘口罩也可能感

染。**在开阔或通风的环境中气溶胶很容易被吹散，不会造成感染，**所以在冬天开窗通风也可减少气溶胶传播呼吸道传染病的风险。**值得注意的是医疗操作场景下会产生大量的气溶胶，**比如做气管插管、支气管镜、齿科操作时，就会产生气溶胶。插管时人体呼吸道的正压会让气溶胶涌向麻醉医生的面部，风险可想而知，这就是为什么麻醉医生做气管插管必须要有面屏保护的原因。**所以，气溶胶传播途径更主要是针对医疗操作中医护人员而言。**

气溶胶传播可防可控。我们只要做到尽量避免前往密闭空间，做好防护措施且勤通风，即可避免气溶胶感染。有疑似感染的病人或是确诊病人的家庭，最好多频次开窗，有空气净化器的打开净化器，也可减少被感染的风险。

4. 新型冠状病毒通过粪口途径传播有待证实

粪—口传播（图 1-8）就是感染者的粪便污染了水或食物，其他人喝了被污染的水或者吃了被污染的食物，使病毒在人群中传播引发疾病的传播方式。此次新型冠状病毒肺炎疫情发生后，深圳市第三人民医院首先于 2019 年 12 月底，在某些确诊患者的粪便

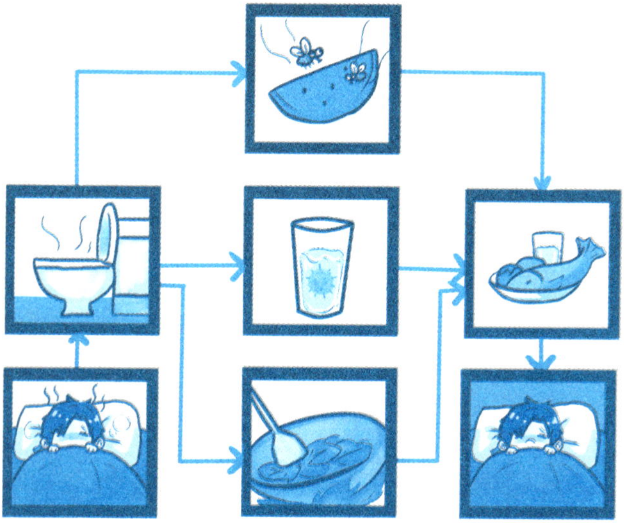

图 1-8　粪口传播

中检测出新型冠状病毒核酸；随后，2月13日，钟南山团队和李兰娟院士团队的实验室几乎同时在患者粪便中分离出新冠活病毒，**这提示新型冠状病毒可能存在粪口传播的可能性，但是没有发现通过粪口途径传播的病例。**

第四节 哪些人容易感染新型冠状病毒

1. 人群普遍易感新型冠状病毒

新型冠状病毒肺炎确诊病人中有上至90多岁的老年人，也有刚出生的小婴儿，也就是说**任何年龄段的人群都可能感染新型冠状病毒**。人们对新型冠状病毒易感对象的认识是在与病毒做斗争的过程中，逐步形成与完善的。疫情初期，发现病人平均年龄为56

岁，且主要是有基础疾病的人，几乎没有 25 岁以下的病人。当时人们一致认为新型冠状病毒不易感染青少年。后来，随着疫情的扩大，各个年龄段的人群均有发病，甚至重症和危重症的病例中青年人也不在少数，人们对易感对象的认识才再次更新。所幸的是，病毒在人群中的传播过程中，其毒力越来越小。感染后轻症，甚至是无症状的人越来越多。而且，儿童和青少年感染者多表现为轻症。

2. 为什么新型冠状病毒更青睐老年人

在新型冠状病毒肺炎疫情中，老年人，特别是患有慢性基础性疾病，如糖尿病、高血压、慢性支气管炎的老年人，容易感染新型冠状病毒，且更易发展成重症肺炎。一方面，随着年龄的增长，老年人免疫系统以及各项生理机能发生退化，导致老年人的抗病

能力不如年轻人，在传染病来临时容易感染；另一方面，老年人或多或少伴有一些慢性基础性疾病，这些疾病加重了机体免疫系统的老化和削弱了机体的抗病性，这是造成新型冠状病毒肺炎易感及重症化的另一重要原因。一旦感染了新型冠状病毒，就像启动了多米诺骨牌，平时不严重的基础疾病相继被激发、加重，以致在很短的时间内进展成重症，甚至死亡。以糖尿病为例，糖尿病患者特别是血糖控制不佳者，由于长期高血糖所导致的全身营养状况不良、免疫功能减退或并发血管或神经系统并发症，机体防御功能会明显减退，感染病毒后更容易发展成为重症肺炎。因此，老年朋友在预防新冠感染的时候，提高自身免疫力，避免基础疾病加重非常重要。

第五节 感染新型冠状病毒的症状

1. 发热、乏力、干咳是新型冠状病毒感染的常见症状

大多数人感染病毒后会经过一段时间的潜伏期才开始出现临床症状。新型冠状病毒肺炎潜伏期一般为 3 ～ 7 天，不超过 14 天，极个别可长达 24 天。也就是说，在潜伏期内感染者可能没有特殊改变，甚至是没有特殊的异常感觉。最开始发病时**大多数人有发烧、乏力、干咳的症状，少数人可能会有鼻塞、流涕、腹泻等症状。部分患者仅表现为低热、轻微乏力等，没有肺炎表现，多在 1 周后恢复**。甚至有部分患者感染了病毒，尽管实验室病毒核酸检测阳性，但自始至终没

有任何不适的表现。重症病例一般在感染一周后出现呼吸困难，严重者可快速发展成急性呼吸窘迫综合征，无法自主呼吸，影像学CT结果表现出“白肺”。此时如果病情得不到及时控制，可能会伴随一些危及生命的并发症，如脓毒症休克、难以纠正的代谢性酸中毒和出凝血功能障碍。值得注意的是，重症、危重症患者在发病过程中不一定高热，也可能是中低热，甚至无明显发热。从收治的病例情况看，**多数患者预后良好，少数患者病情危重**。老年人和有慢性基础疾病者预后较差。

2. 新型冠状病毒感染与流感、普通感冒的症状存在明显的区别

冬春季节是流感和普通感冒的高发季节。在新冠疫情期间，往往部分人会得流感或普通感冒，怀疑自己感染了新型冠状病

毒。其实，这三者之间存在较为明显的区别（表 1-1）：

表 1-1　新型冠状病毒肺炎与流感、普通感冒的差别

临床症状	新型冠状病毒肺炎	流感	普通感冒
发烧	√	√	
咳嗽	√	√	√
流鼻涕		√	
鼻塞			√
打喷嚏		√	√
喉咙痛			√
咽部不适			√
呼吸急促	√		
浓痰	√（黄绿色）		
呕吐		√	
腹泻		√	
四肢无力	√		
肌肉酸痛		√	
X 光胸片	√		

（1）新型冠状病毒肺炎以发热、乏力、干咳症状为主，重者会出现肺炎。部分患者没有发热症状，约半数患者多在3～5天后出现胸闷、呼吸困难；所有入院的新型冠状病毒感染的患者都患有肺炎，绝大多数患者有发热、咳嗽以及肌肉酸痛或乏力，超过半数患者发生呼吸困难以及淋巴细胞减少；与**流感和普通感冒的区别是新冠病毒感染会出现肺炎症状、以发热为主并有明显呼吸困难。很少或基本不发生流涕、打喷嚏、喉咙疼痛和肠道症状（例如腹泻）。**

（2）流感以高热、咳嗽、咽痛及肌肉疼痛等为主要表现，有时也可引起肺炎但不常见。早期表现为畏寒、发热，体温可高达39℃～40℃，同时伴有头痛、全身酸痛，且常感眼干、咽干、轻度咽痛。部分患者会有流涕、鼻塞、干咳、胸痛、恶心等症状。有时还伴随胃肠道症状，如呕吐、腹泻等。**特点是全身症状较重而呼吸症状较轻。**

（3）普通感冒以鼻塞、流鼻涕为主要表现，多数患者症状较轻，一般不引起肺炎症状。早期咽部干痒或灼热感、打喷嚏、鼻塞、流涕，开始为清水样鼻涕，2～3天后变稠，可伴有咽痛。一般没有发热及全身症状，或仅有低热、头痛。如无并发细菌感染，一般5～7天可痊愈。**特点是全身症状较轻且没有肺炎症状。**

3. 无症状感染者

无症状感染者是指没有出现感染新型冠状病毒临床症状（如发热、乏力、肺炎等），但鼻咽拭子病毒核酸检测阳性的患者。**无症状感染者具有以下特点：**①个体不发病或暂时不发病，即使发病多数为轻症患者，病死率低；②**无症状者因为具有隐蔽性，往往成**

为疫情后期主要的传染源，甚至可能成为超级传播者。尽管此时病毒毒力下降，但如果感染有基础疾病的中老年人或是其他免疫力低下的人群，往往是致命的。**无症状感染者主要来源于：**①新型冠状病毒肺炎病例的密切接触者；②对聚集性疫情进行调查时发现；③新型冠状病毒肺炎病例的传染源追踪过程中，对暴露人群进行主动检测时发现；④在对有疫区旅行史和居住史的人员主动检测时发现。

第六节　新型冠状病毒肺炎的诊断

1. 诊断新型冠状病毒肺炎的常规手段

新型冠状病毒肺炎诊断主要是基于流行病学史、临床表现、实验室检测（采血做常规检测，采集咽拭子做新冠病毒核酸检测）、CT影像学病毒（图1-9）等进行诊断。

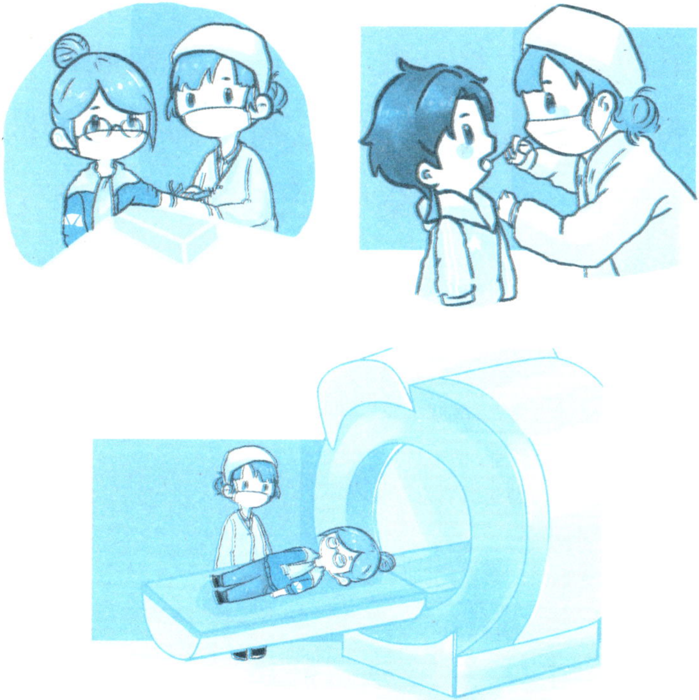

图1-9 实验室检查和CT检查

2. CT影像学和病毒核酸检测优缺点是什么

CT检查的优势是方便快捷（检查时间

在10分钟内），且能检查出患者病变的严重程度。基于已有的信息：在新型冠状病毒肺炎高流行区，CT影像学对临床新型冠状病毒肺炎确实有很强的诊断价值。但CT检查特异度不高，无法与其他一些病毒性肺炎相区分；同时CT影像异常表现可能存在滞后性，早期病例CT影像学不一定会表现出阳性结果。而核酸检测直接检测新型冠状病毒，结果阳性即能确诊，特别是对于早期感染的诊断有重要意义；但当前核酸检测突出问题是敏感性低，存在假阴性，有漏检的可能性。因此，阴性亦不能排除感染。另外该试验在标本留取和实验操作环节存在一定的生物安全隐患，操作也较为繁琐，报告周期相对较长。

3. CT检查和核酸检测究竟哪个更准

两种检测各有优势，从早期的各类信息

来看，在武汉等新型冠状病毒肺炎高流行地区，CT影像学诊断新型冠状病毒肺炎的准确度（特异度和敏感度综合计算结果）高于核酸检测，也就是说CT检查更准确。但在疾病低流行区，两种检查的联合检测对新冠的诊断具有重要意义。

4. 为什么新型冠状病毒肺炎诊断金标准是核酸检测

新型冠状病毒核酸阳性是新型冠状病毒肺炎诊断最直接的论据。感染性疾病国际通行的办法就是查找引起该病的病原体，找到病原体即可确诊。故疾病诊断金标准只能围绕病原体展开（类似于诊断结核病必须要检测出结核菌病原体）。而最权威的鉴定办法是进行病毒培养并进行全基因组测序，该方法成本高，对实验室级别和人员要求也高，难以应用到疫情中疾病的诊断。由于测序的工作先前已经完成，我们只需要对该病毒独有且保守的基因序列进行检测即可诊断，我们常听说的咽拭子核酸检测就是这种试验。此外，虽然CT检查敏感性高于核酸检测，但特异度低于核酸检测，可造成误诊。而确诊最重要的就是要防止误诊，故而应选择特异度高的核酸检测试验作为诊断疾病的金标准。

第七节　新型冠状病毒肺炎的治疗

1. 没有针对新型冠状病毒肺炎的特效药

各国专家一致认为，新型冠状病毒肺炎为自限性疾病，也就是说人体感染后可以依靠自身免疫力清除病毒。通常免疫反应过程是两周，有的人比较重，在临床上会给这些病人对症治疗。与此同时，中医药在缓解患者症状、延缓或减少轻症发展成重症方面，都发挥了非常重要的作用。

2. 既然没有特效药，为什么还要入院治疗

有症状的新型冠状病毒感染者需要入院治疗。入院患者可以获得：①一般支持治疗，如保证绝对的卧床休息，输液进行能量支持，以及战胜疾病的心理支持等；②对症治疗防止或延缓病情恶化，如针对咳嗽、发热等采取对症治疗，呼吸困难的患者给予有效氧疗，重症患者予以激素治疗等；③进行病情监测，以便及时调整治疗方案；④抗病毒治疗。尽管没有针对新型冠状病毒的特效药物，但临床实践已表明常用抗病毒药物，如α-干扰素、利巴韦林等对新型冠状病毒肺炎有一定治疗作用。因此，如出现疑似新型冠状病毒感染的相关症状，应积极就医。

有条件的情况下，无症状感染者亦应集中隔离，一方面感染者如出现病情变化可及时得到救治，另一方面隔离可以避免疾病进一步在人群中传播。

3. 中医药治疗

中西医结合在治疗新型冠状病毒肺炎的过程中表现出显著的疗效（图 1-10）。临床实践表明，新型冠状病毒肺炎的中度病人、

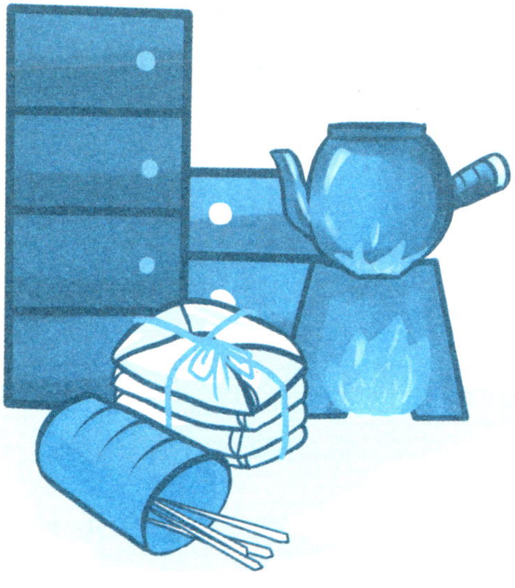

图 1-10　中药治疗

轻度病人，**经过中药治疗容易痊愈，中度病人向重症转化明显减少**；对重度、危重度病人，可以稳定血氧饱和度、改善呼吸困难，有一定辅助治疗作用；对没有传染性可以出院的恢复期病人，后期用中药治疗，避免一些后遗症。

4. 新型冠状病毒肺炎可能最终会被疫苗终结

以往的经验是，新的病毒感染人类后，人类就会针对这种病毒研制出相应的疫苗。当人体接种疫苗后，会产生抵抗病毒的抗体，阻止病毒侵入人体。最典型的就是大家熟悉的流感疫苗：注射疫苗后，当年秋冬季得流感的几率就会降低。目前科学家正在加紧针对新型冠状病毒的疫苗研制，相信不久的将来，新型冠状病毒肺炎也会被疫苗所终结。

第二章

老年人新型冠状病毒肺炎的预防

微信扫码

听本章有声书
学新冠病毒防
范知识

第一节　增强免疫力

1. 预防基础疾病

进入冬季后，气温逐渐下降，会影响人体生理、病理变化，尤其是中老年人机体功能衰退，适应能力减弱，往往容易导致心、肺、脑等重要器官旧病复发，在发生这些疾病之前，一般常有信号预兆出现，患者或家人倘若能认识这些信号，有利于及时就医确诊并治疗，或采取相应的预防措施。因此，老年朋友平常要多关注自己的身体，做好防病工作，尤其是要预防6种冬季常见病：

（1）**感冒**　感冒是中老年人冬季常见病，往往会诱发或加重“老慢支”、支气管扩张、哮喘等疾病，且反复发作，迁延不愈，极易诱发肺心病。从10月下旬始，老年伤风感冒病人增多。在气温下降和空气干燥时，流感病毒的致病力增强。当环境气温低于15℃时，上呼吸道抗病力下降。

预防措施：老年人在冬季要重视预防感冒，首先要注意保暖，避免受凉；加强耐寒锻炼，坚持户外活动、冷水洗脸、热水洗脚，提高人体免疫力和抵抗力。平时应少吃或忌食生冷、过咸、辛辣、油腻及烟、酒等刺激性的东西，减少或避免对呼吸道的刺激；适量进食止咳、平喘、祛痰、温肺、健脾的食品，如白果、枇杷、栗子、百合、海带、紫菜等增强免疫力；居住的室内要经常开窗，保持空气流通，床单、被褥、衣物要勤于更换和清洗，减少过敏源；适当进行体育锻炼，以利改善呼吸系统的机能，增强对寒冷和疾病的抵抗力。

如果老年朋友原有肺部疾病，逐渐或突然出现呼吸困难，口唇、指甲、耳廓发紫，同时伴有头胀、白天嗜睡、精神不易集中、夜间失眠、烦躁不安和智力减退等，那可能是呼吸衰竭发病信号，一定要引起重视，及时就医。

（2）高血压　高血压是中老年人的常见病，也是危害人类健康的主要疾病。其发病原因医学界普遍认为是在一定的遗传背景下由于多种环境因素参与使正常血压调节机制失常所致。高血压既是独立的心血管疾病，又会导致心、脑、肾三个重要的生命器官病变，从而产生冠心病、心力衰竭、脑出血、脑梗塞、肾功能衰竭、尿毒症等严重的并发症，危害极大。

防治措施：老年人应特别注意合理膳食，控制热能和体重，减少脂肪摄入，多吃蔬菜和水果；严格限制钠盐摄入，每人每日食盐摄入量宜控制在6克以下；每日摄入足量的钾、镁、钙；戒烟酒或严格限制烟酒；根据年龄及身体状况选择慢跑、快步走、太极拳、气功等不同运动方式，控制好血压，减轻体重，增强体力；保持健康的心理状态，注意心理平衡及情绪的调整，减少精神压力。

高血压加重有以下预兆：原有高血压病史，平时血压尚平稳，现有越来越重的头痛，走路不稳，脚似踩棉花；有头晕、恶心、呕吐、视物模糊以及全身或局部肌肉出现抽搐。出现这样的情况赶快去医院就诊比较好。

（3）**冠心病** 冠心病是中老年人最常见的一种心血管病，主要是由于冠状动脉血管病变而引起，病变的根源在于患者平常饮食不合理，体内脂质代谢紊乱，使得血脂胆固醇沉积在血管壁上，从而导致冠状动脉血管的硬化、血栓、堵塞，其主要临床表现有心肌缺血、缺氧而导致的心绞痛、心律失常，严重者可发生心肌梗塞，使心肌大面积坏死，危及生命。

防治措施：中老年人应重视保暖，要根据天气变化随时增添衣服、被褥，还要定期进行心血管门诊体检，在医生指导下选用降血压、降脂、扩血管和防心肌缺血、缺氧药物。**急性心梗发作通常会有一些预兆**：有疼痛的变化，急性心梗是冠心病发展的严重结果，冠心病造成的心绞痛，通常不超过15分钟，经休息或舌下含服硝酸甘油可很快缓解。假使近期心绞痛发作变得频繁，或疼痛时间延长，疼痛经休息或含服硝酸甘油也不能缓解，就要看做是急性心梗的先兆。还有，过去从无心绞痛的人，突然出现心绞痛，并伴有胸闷、有死亡将至的恐惧感、呕吐、恶心、面色苍白、烦躁不安、气短和心慌等症状，也是急性心梗来临的先兆。这种情况比较突发也严重。另外，近期表现异常，如突然出现不明原因的体力下降、呼吸困难、咽部异物感、神志恍惚、难以形容的胸痛、原因不明的牙痛、骤然反酸、瞬间大汗淋漓、皮肤湿冷、严重胃烧灼感、突发上腹部剧痛、脉搏细弱跳动无规律等，即使无心绞痛，也很可能是急性心肌梗的预兆。这些症状千万不要轻易忽视。

（4）**糖尿病**　糖尿病属于内分泌代谢系统疾病，也是一种常见的老年病。其诱发因素有：感染、肥胖、体力活动少、妊娠和环境因素等，临床上有烦渴、多尿、多饮、多食、疲乏、消瘦、尿糖等表现，并可在动脉硬化及微血管病变基础上产生多种慢性并发症，如糖尿病性心脏病、糖尿病性肢端坏疽、糖尿病性脑血管病、糖尿病性肾病、糖尿病性视网膜病变及神经病变等。

防治措施：老年人应合理饮食，适当地吃，科学地吃，严格控制糖分和脂肪摄入量，少吃油炸食品，减少摄取的总热量；在饮食中增加膳食纤维的量，多吃一些蔬菜、麦麸、豆类，并注意补充维生素和无机盐；经常保持一定的运动量，促进新陈代谢，控制体重；放松心情，因为各种心理不平衡会进一步加强胰岛素抵抗，促使糖尿病的发生，保持良好心态对糖尿病的预防有积极作用。

（5）**肠胃病**　患有胃十二指肠溃疡、慢性胃炎的中老年人，到了冬季往往会旧病复发，这是由于寒冷刺激使人的神经系统兴奋性增高。致使胃肠调节功能发生紊乱，胃酸分泌增多，刺激黏膜或溃疡面，从而引起胃病复发。

预防措施：要注意胃的保暖和饮食调养，膳食应以温软、淡素、易消化的为宜，做到少食多餐，忌食生冷，戒烟戒酒。还可以选服些温胃暖脾的中成药。

(6) **尿频** 冬天天冷，有很多中老年朋友特别是患有前列腺增生症者，夜间尿频尿多，少则三五次，多则十余次。尿频不但会干扰老年人的睡眠，而且常会使老年人因频繁起身而感受风寒，加重呼吸道疾病的感染及心脏负担。

预防措施：可采用食补方法进行调理，如虾、韭菜、羊肉、核桃仁等，均可起到补肾的作用。

2. 推荐几种简单易行的居家锻炼方式

疫情期间在家隔离，适当运动会增强老年人身体抵抗力。

（1）患有慢性疾病的老年人运动切勿盲目　事实上，随着年龄的增长，心血管疾病、糖尿病、骨质疏松、关节炎、颈椎病等老年病患病几率增高，老年人应结合自身身体状况，掌握运动禁忌，避免因不合理运动导致基础疾病加重。①**心血管患者**　应选择较温和的运动，因为高强度运动会导致心率明显增快，血压大幅度升高，极易发生心肌梗死、脑溢血等严重心脑血管病。有明显心血管病的患者，应在傍晚4～6时活动。因为清晨起床后人心率加快、血压升高、血小板活性增强。上午7～11时正是心血管病、脑血管病的高发时间，又称“魔鬼时间”，此时运动易猝发意外。而傍晚4～6时是人体精神、体力、心肺功能最佳时间，适宜运动。另外，饱餐、酒后、激动时都应该避免运动。②**糖尿病患者**　不适合在早晨运动。早晨通常是人体在一天中血糖最低的时间，再加上空腹，此时运动容易出现低血糖反应，甚至引起低血糖昏迷，尤其是注射胰岛素或口服磺脲类降糖药物的糖尿病人。另外，静卧一夜之后，血液的黏度增加，老年糖尿病人的血管收缩功能差，对气温下降的适应能力较差，容易引起心绞痛、心肌梗死、脑出血、脑血栓等危急情况的发生。③**高血压患者** 不同程度的高血压患者应有不同的运动方式及运动量，最好针对自身情况制定个体化的锻炼计划。高血压患者不适合强度大的锻炼方式，循序渐进的有氧运动则更能够保持心率，让运动之后的血压更趋于平稳。④**膝关节疾病患者** 如太极拳、太极剑、太极扇等所有半蹲位的运动都不适宜，这类运动会加大膝关节的摩擦，加重病情。而且锻炼的时候最好要戴护膝，以拉伸运动为主。需要注意的是，运动量不能太大，不要过于疲劳，以防造成关节损伤。⑤**哮喘患者**　大多数哮喘患者属于过敏体质，因此在锻炼时间和环境的选择上要特别注意。特别是冬天锻炼，要避免在干燥寒冷的地方，尽量选择温暖湿润的环境。哮喘病人晨起锻炼时间也不宜过早，更要小心空气中有害物质的入侵，起雾的早上不宜锻炼。

（2）推荐几种适合室内完成的运动

疫情期间，因疾病防控需要，人们在家居家隔离。由于空间受限，往往活动量减少，不利于身体健康。这里推荐几种合适老年人在家独立完成的锻炼方式。

踱步健身（图 2-1）

具体做法：在自家客厅里来回踱步，不急不缓，步履匀称，坚持走 3000 余步，就可以达到平时散步的效果。

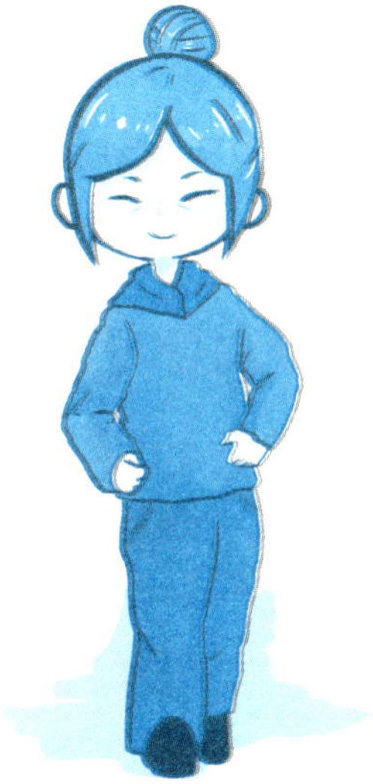

图 2-1　踱步健身

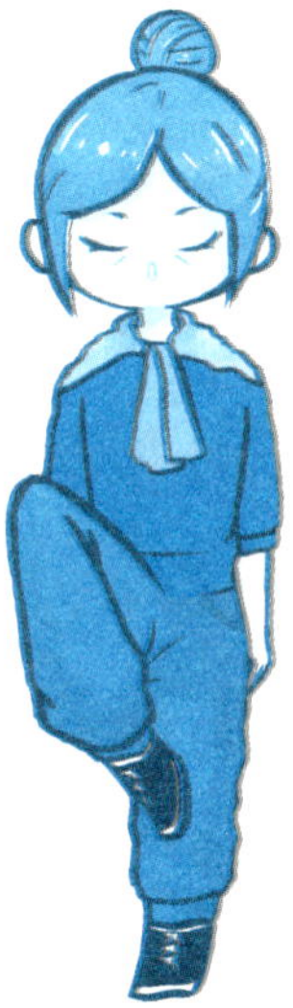

图 2-2　单腿站立

在家踱步时，还可以听听轻音乐或新闻，不知不觉就完成了当天的锻炼任务。这样踱步可以活动全身，促进血液循环，使睡了一晚上的身体得以放松。

单腿站立（图 2-2）

具体做法：站在墙边，以防摔倒。初始动作是两腿分开站立，至与髋部同宽的程度，慢慢抬起一只脚，另一腿略微弯曲；依靠腹部肌肉来保持平衡，保持此动作，最多30秒；然后换另一只脚。

颤抖健身

可在家中的床上或地板上进行。

具体做法：运动前先喝一杯温开水。然后，仰卧在床上（或地板上），枕头不必太高，双手、双脚自然平放。静止1分钟后，双手缓缓向上举起，双脚竖起，四肢与身体形成90度角。然后，四肢同时轻轻抖动，每次3～5分钟，早晚各一次。颤抖运动可促进血液循环，有助于缓解头痛、高血压以及腰酸背痛等疾病。

局部健身

具体做法：坐在沙发上，运动双手，或击掌拍手，或引体向上。如此各做30次后，切换到做眼保健操，揉耳操，按摩腹部操等。此外，“摇头晃脑、抓耳挠腮”也是很好的锻炼方式，并且很适合老人。

所谓摇头晃脑，就是慢节奏地左右上下晃动脑袋，以头不晕眼不花为标准。所谓抓耳挠腮，就是搓揉自己的双耳，自上而下，反复50次。耳朵集中了人体的各个部位之穴道，不断刺激有防病健体之功效。

3. 疫情期间通过合理膳食提高免疫力

疫情期间，除了做好个人防护、适当运动、充足睡眠、环境消毒、不吃野味外，良好的营养状况可以提高机体免疫力，降低疾病的发病风险。所以注重日常饮食管理，适当增加有利于提高免疫力的食物就很重要。

（1）疫情期间饮食方面建议 ①不要吃野味；②在平时饮食的基础上可适当增加蛋白质类食物，如鱼、肉、蛋、奶、豆类、坚果等，以及新鲜蔬菜、水果和菌菇类的摄入；③平衡膳食，食物种类、来源及色彩丰富多样。主食粗细搭配、副食荤素搭配，不偏食、不节食、不减肥。选择颜色亮丽的新鲜蔬菜水果，可以多吃些西兰花、胡萝卜、菠菜、油麦菜、橙子、猕猴桃等；④食物烹饪方法以蒸煮为主，少油炸油煎，各类食物要加热熟透；⑤适量多饮水，每日总量不少于1500毫升。有饮茶习惯者，可适当喝白茶；⑥建议适当补充多种维生素、矿物质，以及深海鱼油、蛋白肽等保健食品，支持免疫系统（图2-3）。

（2）**怎么配菜更健康**　①**少油盐**　春节刚过去，期间吃的本来就比平时多，另外过节期间吃各种油炸小吃的机会不少，现在，该怎么控制油盐呢？像红烧、油焖这样的厚重菜肴一两道足矣，可以多做一些清蒸、白灼之类的菜。还要适当降低餐桌上油炸食品的出现几率。②**减主食**　如果有各种粗粮馒

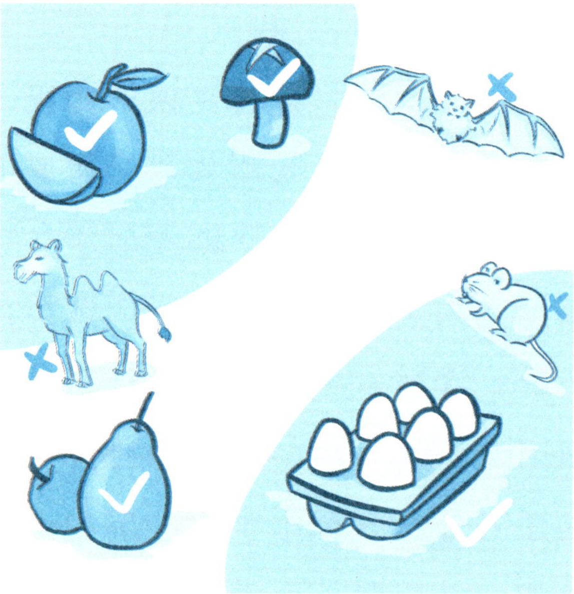

图 2-3　饮食建议

头、杂粮饭，甚至是蒸五谷杂粮拼盘，无疑健康很多，可以优先选择。或者这一顿不吃碳水化合物也是可以的。③**多蔬菜**　多点蔬菜，包括用豆类代替一部分动物蛋白，值得推荐；大多数的汤可能都不会太清淡，注意适量。另外喝的时候可以考虑把浮油去掉；减少酒的摄入，酒后记得多喝白水，不要喝甜饮料，容易升高尿酸；碳酸饮料、果汁这些含糖较高的饮料只会徒增体重苦恼，不妨考虑喝茶、椰子水等相对健康的饮品；海鲜的高营养价值，再加上进口就更稀罕，想多吃两口，但是也要注意其中的重金属风险。④**巧用油**　建议用橄榄油，其中的单不饱和脂肪酸含量很高，用来替代各种饱和脂肪摄入是有利于人体健康的。单从这个角度来说，山茶油或者是菜籽油也是备选项。⑤作息时间有规律，让自己有充分的睡眠保障，每天能够休息 6 ～ 9 个小时，这是比较好的健康状态，过少或者过多的睡眠都不利于当前的健康调整；开展体育锻炼，每天累计时间不少于 1 小时，不参加群体性体育活动。

（3）膳食中提高免疫力的 7 种营养素　①**蛋白质**　富含优质蛋白质的食物有瘦肉、鱼虾、蛋类、奶类、豆制品，在平时的基础上加量。食谱推荐：清蒸鱼、香干炒蒜苔、冬瓜烩丸子。②**维生素A** 富含维生素A的食物有动物肝脏、胡萝卜、芒果、红薯、菠菜等。食谱推荐：盐水猪肝。③**维生素E** 富含维生素E的食物有植物油、坚果、豆类、小麦胚芽。食谱推荐：花生核桃豆浆、小麦胚芽面包/馒头。④**维生素C** 蔬菜维生素C含量高于水果，主要来源于新鲜的深色蔬菜，如菠菜、彩椒、油菜、白菜等，维生素C含量丰富的水果有柑橘、猕猴桃、草莓。食谱推荐：彩椒炒鸡蛋、清炒油菜、炝炒圆白菜。⑤**锌** 贝壳类海产品、红肉类、动物内脏是锌的良好来源。食谱推荐：蛤蜊海鲜汤。⑥**硒** 硒几乎存在于所有免疫细胞里，补硒可以提高免疫力。动物肝脏、肾脏及海产品是硒的主要来源。食谱推荐：黄豆猪腰汤。⑦**膳食纤维** 膳食纤维有利于保持肠道健康，肠道是人体最大的免疫器官，粗粮、薯类、蔬菜水果、豆类、菌菇类均是膳食纤维的良好来源。

（4）**三餐食谱建议**：①**早餐**　早餐最重要，是食物消化吸收率最高的一餐，更应该保证早餐的食物来源、种类和色彩丰富。选择粗细粮混搭的主食；选择鱼肉蛋奶豆作为高蛋白食物；选择大量蔬菜，最好一半绿色叶类菜。推荐主食：燕麦小米南瓜粥＋红枣豆沙包，燕麦、小米、红豆沙含有丰富的膳食纤维，有利于保持肠道健康。燕麦、小米可以用黑米、藜麦、糙米等粗粮替代。南瓜可以作为主食，是一款热量很低的食物。南瓜除了丰富的类胡萝卜素，还含有大量的提升免疫力的多醣体。可以用红薯、紫薯、山药替换南瓜。②**午餐**　午餐食物的种类和数量需要跟早餐一样丰富，含有谷薯类、蔬菜类、蛋白质三大类食物。推荐主食：紫米米饭或金银卷。主食搭配粗粮有利于保证膳食纤维的摄入量，保证肠道健康。③**晚餐** 晚餐以适量、易消化为主要原则，肥胖者可以适当控制主食的摄入量。疫情期间，活动量减少，建议晚餐7点前结束，对于超重肥胖者，虽然不建议减重，但不提倡体重增加，每日监测体重，做到吃动平衡，稳定体重。推荐主食：蒸薯类+米饭/发糕。

4. 适当服用药膳提高免疫力

《皇帝内径》曰："正气存内，邪不可干，……邪之所凑，其气必虚"。疫情流行之时，除佩戴口罩等防范措施外，扶助正气，维护和提升自身免疫力尤为重要。

为了助正气，强免疫，在注重日常平衡膳食、科学营养的同时，适当地进食食养药膳能发挥重要作用。食养药膳或称养生膳，养生药膳（图 2-4）。限定于使用五谷、果蔬等普通食材，以及可当食品使用的中药材。其安全性强，可较长时间应用，有助于改善人体体质，脏腑功能，特别适合于日常养生保健。

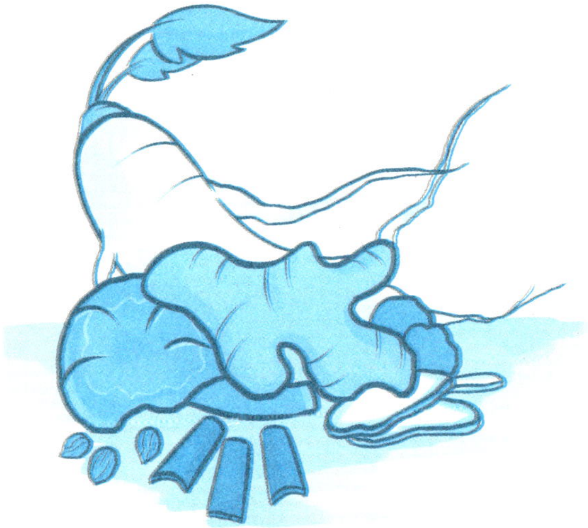

图 2-4　食养药膳

经国家卫生主管部门认定的“食品物质”中，现代研究表明，不少具有增强或调节免疫功能的作用，如人参（红参是人参的一种炮制品）、枸杞子、茯苓、黄精、玉竹、桑椹、百合、山药、甘草、大枣、龙眼肉、沙棘、链子、山楂、当归、肉桂、牡蛎、薄荷、金银花等，也有不少普通食材或“食品新材料”具有增强或调节免疫功能的作用，如大蒜、香菇、猴头、松茸、银耳、黑木耳、无花果、蛹虫草、松花粉等。在中医辨证施膳指导下，组成适当配方的食养药膳，当能有效地扶助人体正气，提升免疫力。从而免于瘟疫毒邪侵袭，或不幸受到侵袭也能使发病较轻，保护生命。

食养药膳有汤饮、菜肴、面点、粥羹等多种形式，其最方便易行的是“代茶饮”。代茶饮是将配方中药煎汤，或用开水沏，如同日常饮茶一样频频饮服的一种中医传统服药的方法，也可算是一种中医调理、养生强身的特殊中药剂型。下面介绍对于气虚、阳虚和血虚等不同体质状况者如何选用代茶饮方扶助正气，提升免疫力。对于没有明显气虚、阳虚、阴虚或血虚的相对比较健康者，**当疫情需要提升免疫力的时候也可以应用气虚者代茶饮。**

（1）**气虚者代茶饮**　气虚者一般形体消瘦或偏胖，容易气短乏力，倦怠疲倦，易出汗，风、冷、热都怕，面色苍白，语声低沉，肌肉松软不实，舌淡红，舌边有齿痕，脉弱。对外界适应能力差，常免疫功能较差，易患感冒、内脏下垂等病，病后康复缓慢。适合用培补元气，益气健脾的代茶饮。

参苓代茶饮：红参 2 克，茯苓 3 克，两者共为粗末，大枣 6 克（切开）。水煎煮沸数分钟后倾入茶壶或水杯，代茶饮；或开水沏，代茶饮。功能补气健脾。

参精代茶饮：红参 2 克，黄精 3 克，炙甘草 2 克。共为粗末，水煎，代茶饮；或开水沏，代茶饮。有益气健脾、润肺补肾之效。

（2）**阳虚者代茶饮** 阳虚者一般体型偏胖，平素喜暖，喜热饮食，容易怕冷，手足不温，四肢倦怠，精神不振，肌肉松软不实，面色淡白无华，时有大便溏泄，夜尿频多，舌淡胖嫩，脉沉迟。性格多沉静、内向。对外界环境适应能力差，不耐冬寒，常免疫力差，易感风、寒、湿邪。适合用温阳益气、温补脾肾的代茶饮。

暖冬茶：人参 1.5 克，茯苓 3 克，干姜 2 克，高良姜 2 克，陈皮 1.5 克，罗汉果 1 克，丁香 0.5 克，肉桂 0.5 克。共为粗末，混匀，水煎，代茶饮。或开水沏，代茶饮。有益气健脾、温肾助阳、暖胃散寒的功效。适合于寒冷冬季脾肾阳气虚弱者养生保健。

参桂代茶饮：人参 1.5 克，肉桂 0.5 克。蛹虫草 3 克。共为粗末，混匀，水煎，代茶饮；或开水沏，代茶饮。有补益之气、温补脾肾之效。

（3）阴虚者代茶饮　阴虚者形体多偏瘦，不耐暑热，面色偏红，口干咽燥，眼睛干涩，口渴，皮肤干燥，手足心热，大便常干结，舌红少苔少津，脉多细或细数。常性情急躁，易患失眠、焦虑、慢性咽喉炎、糖尿病等。往往不耐受暑、热、燥邪。

精玉代茶饮：黄精3克，玉竹3克，银耳3克，三者共为粗末，大枣6克（切开），开水沏，代茶饮。有滋阴益气、润肺生津之效。

枸杞百合代茶饮：枸杞子5克，百合3克，桑椹3克，共为粗末，水煎，代茶饮；或开水沏，代茶饮。有补益肝肾、滋阴安神之效。

（4）血虚者代茶饮　血虚者经常头昏

眼花，面色苍白或萎黄，唇色淡白，毛发干枯，肌肤干燥，容易心悸失眠，肢体或肢端麻木，妇女经量少、延期甚或闭经，舌质偏淡，脉细无力。

杞归代茶饮：枸杞子 5 克，当归 1 克，两者共为粗末，大枣 6 克（切开）水煎，代茶饮；或开水沏，代茶饮。有养血滋阴、补气安神之效。

龙眼桑椹代茶饮：龙眼肉 5 克，桑椹 3 克。两者共为粗末，大枣 6 克（切开）。水煎，代茶饮；或开水沏，代茶饮。有养血滋阴、补气安神之效。

第二节 加强防护

新型冠状病毒的感染，来自于一次偶然

的相遇，也许是咳嗽或喷嚏带来的飞沫，也许是一次接触后没有洗手就揉眼睛，然后病毒就通过分布在嘴唇、鼻腔、眼睛肿的粘膜进入我们人体。做好防护可以使我们远离病毒（图 2-5）。

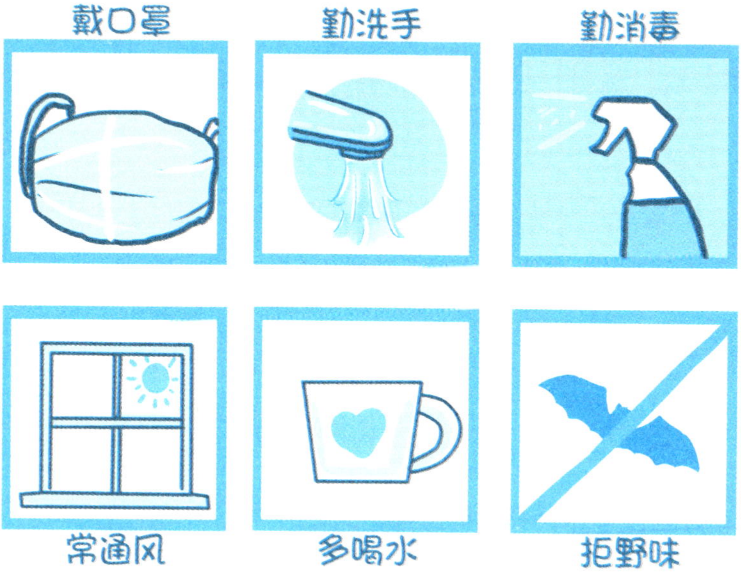

图 2-5　个人防护要点

1. 戴口罩

(1) 如何选择口罩　市面上可获得的口

罩外形五花八门，名称也是多种多样，外形相同的可能功能差异巨大，而相同功能的口罩外形也可能各不相同。这给我们挑选口罩带来了困惑。其实很简单，标准文号是口罩的唯一分类标准，也是其功能的一种体现。①“一次性医用口罩”标准文号为YY0969-2013。这种就是街上最常见的那种蓝色一次性口罩，可防尘土及细菌，不能过滤微小颗粒（不能阻隔颗粒上附着的病毒）。因此，对于新型冠状病毒防护作用小。②“医用外科口罩”标准文号为YY0469-2011，一般医护人员在外科微创手术时使用，市面上较难买到。理论上可以过滤30%的颗粒物，短时间内可防飞沫。在佩戴方式正确的情况下，其功效相当于KN95的三分之一。③“医用防护口罩”标准文号为（GB19083-2010），是唯一对病毒有防护作用的口罩。我们说的

KN95就是其中一员，对微小颗粒物过滤效果有效率为95%，也就是说几乎能过滤掉空气中的病毒。还有其他的KN90，KN99，KN100，分别指能过滤掉空气中90%，99%和100%的微小颗粒（包括病毒）。值得注意的是，KN100并不是真正百分百的过滤，实际效能达到99.7%，说明再厉害的口罩也做不到百分百的防护，隔离才最安全。

（2）**如何戴口罩**　①戴前应将手洗干净，佩戴过程中避免手接触到口罩内侧面，减少口罩被污染的可能；②佩戴时，检查口罩气密性，分清口罩的内外上下，浅色面为内，深色面朝外，金属条（鼻夹）朝上夹紧鼻梁，将口罩折面完全展开，包到下巴；③调整口罩包住嘴和鼻子，使口罩与面部完全贴合，上下左右不能漏风！漏风相当于没戴！如果是KN95口罩，带紧后会轻度呼吸困难才算正确。④取下后可以悬挂在干燥、通风的地方（如玄关），或者可以装入干净的透气容器中（如纸袋）。但需要注意，如果出现口罩有破损、脏污或是呼吸阻力变大就一定不要再使用了（图 2-6）。

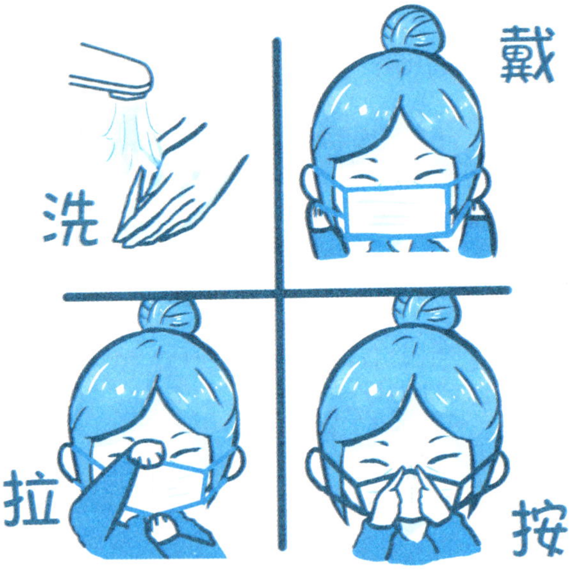

图 2-6　戴口罩

（3）**戴口罩的时机**　①必须带的情形　生病的人必须戴；和病人有接触必须戴；

隔离区周边必须戴；人多人杂的地方必须戴。②**可以不戴口罩的场所**　人少且远离隔离区的地方可以不戴；居家不需要戴口罩。

（4）**KN95口罩能反复使用吗**　**可以。**如果能够合理保存，防护口罩可以延长使用期。参照最新美国CDC对于KN95口罩延长和反复使用的建议：**在口罩紧缺的情况下，KN95口罩可以考虑多次使用（建议不超过5次）。**而对于佩戴时长的建议，目前并没有官方建议。但从一些已有的研究来看，在佩戴2天后，KN95仍能达到95%的过滤效率。结合这两点，对于手头有多余的KN95等系列的医用防护口罩的老年朋友来说，合理规划自己的出行安排，一个口罩可多次使用。

（5）**口罩能“消毒”后重复利用吗**

不推荐消毒后重复利用口罩！对于常见的防

护口罩，其核心的技术就是“过滤效率”和“面部贴合度”，也就是口罩过滤病菌的能力和戴上后的密封性。清洗、消毒过程对材质的损害是不可预知的，比如口罩变形，头戴部件老化、变松，从而导致过滤效率下降，过滤层受损，或者无法达到气密性要求，从而影响防护效能。如果用消毒剂消毒，甚至会存在消毒成分残留的问题，有潜在中毒风险。另外，太阳下晒口罩，并不能有效杀灭新型冠状病毒。原因是太阳照射到口罩的温度，达不到56℃，且在冬春季节，太阳紫外线强度亦不够，达不到有效消毒的效果。相反在太阳照射“消毒”过程中，如果口罩沾染有病毒、细菌，由于操作不当反而容易造成二次污染，所以并不建议大家自行消毒。虽然目前有小范围的研究指出干热（70℃）、紫外线等消毒方法对于口罩的过滤效率损伤较小，但都是基于实验室条件的测试，在实际生活中很难获得这种消毒条件。复旦大学团队在 2020 年 2 月 9 日的《微生物与感染》杂志在线发表最新研究证实：使用后的一次性医学口罩，用家用保鲜袋包裹后，以家用电热吹风处理 30 分钟后可再次使用，不影响其原有截留效果，并可灭活污染的病毒。如果口罩稀缺，且必须戴口罩的情况下，才考虑使用以上方法重复利用口罩。

2. 勤洗手

手是我们身体很脏的部位之一，从早到晚手要接触很多东西，沾染无数细菌。正确洗手是预防腹泻和呼吸道感染的最有效的措施之一（图 2-7）。

（1）取适量肥皂（皂液）均匀涂抹至整个手掌、手背、手指和指缝，首先掌心相对，手指并拢，相互揉搓；

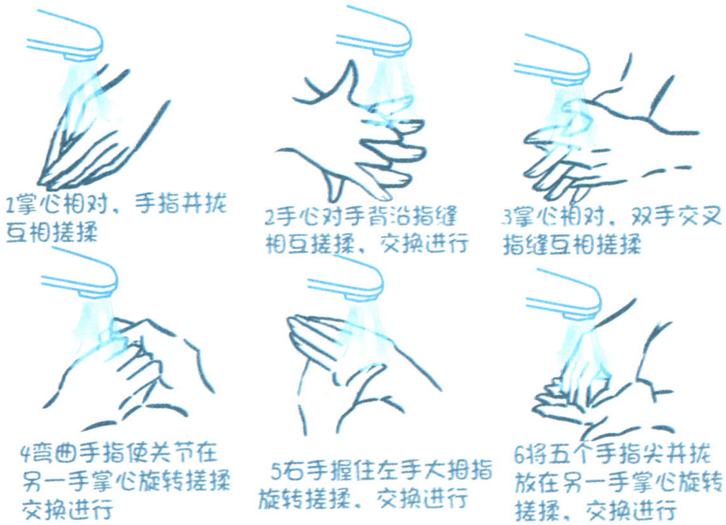

图 2-7　六步洗手图

（2）手心对手背沿指缝相互揉搓，交换进行；

（3）掌心相对，双手交叉指缝相互揉搓；

（4）弯曲手指使关节在另一掌心旋转揉搓，交换进行；

（5）右手握住左手大拇指旋转揉搓，交换进行；

（6）将五个指尖并拢放在另一掌心旋转

揉搓，交换进行。

如果没有肥皂和水，且您的手没有明显变脏，则可以使用含酒精的手部消毒液。避免用未清洗的手触碰您的眼睛、鼻子和嘴巴。

3. 室内环境消毒

如果家中没有外人到访，也没有进行自我隔离的密切接触者，无需每天消毒。常通风、勤洗手，做好清洁就好。常用的家用消毒剂为 84 消毒液和 75% 酒精，可以用来擦拭或喷涂。

（1）使用医用酒精消毒时要注意防火（图 2-8）医用酒精是乙醇和水的混合溶液，其中乙醇的浓度为 75%。医学实践证明，这个浓度的医用酒精消毒效果最好，能够杀灭多种细菌和病毒，也能够有效杀灭新型冠状病毒。有人可能认为酒精的浓度越高越好，实际不是这样的，因为酒精浓度越高，挥发

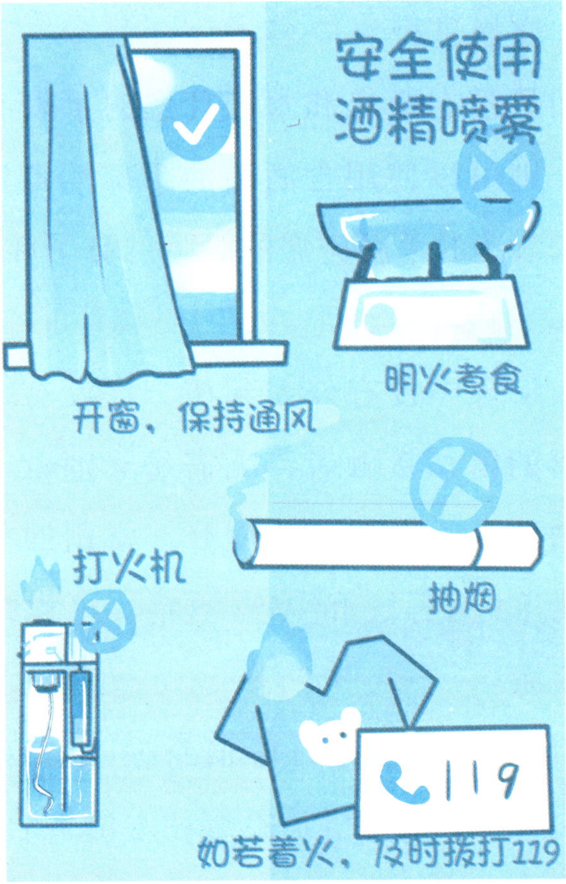

图 2-8　医用酒精消毒的使用

越快，还未达到杀毒效果可能就挥发干净了。如果酒精浓度过高，可以自行按比例加水稀释。**酒精都具有较强的挥发性，极易燃烧。**

在使用酒精时，一定要远离火源，防止酒精点燃而引发火灾。使用医用酒精时除了不能直接接触火源以外，还要防止酒精蒸气导致的燃烧和爆炸。在使用医用酒精时，特别是进行喷雾消毒时，由于酒精挥发性强，容易产生酒精蒸气，特别是在密闭的空间，如门窗关闭的房间中，可能导致酒精蒸气聚集，达到爆炸范围，遇到火源则引发燃烧，甚至爆炸。总之，在家中使用酒精时，要远离火源；家里存放的酒精，也要远离火源，切忌放到厨房等与火源接近的地方。室内使用酒精需要保证通风，并远离高温物体，千万不能与明火接触。打电话、吸烟、使用电蚊拍等行为，在喷洒高浓度酒精后均不能立即进行。使用酒精前需清理周边易燃可燃物，给电器表面消毒前，先关闭电源。使用过的毛巾等清洁工具，清水清洗后放通风处晾干。

（2）**使用 84 消毒液时要防止中毒** 84 消毒液是次氯酸钠和氯化钠的混合溶液，可以杀灭细菌和病毒，对新型冠状病毒也有效。84 消毒液不仅可以杀灭细菌和病毒，对人体细胞也具有很强的腐蚀性，因此在使用 84 消毒液的时候一定要注意。①**84 消毒液在使用时要稀释，但不能用热水稀释** 84 消毒液有一定刺激性与腐蚀性，必须稀释以后才能使用。使用时应戴手套，避免接触皮肤。使用时现用现配，一次性使用，勿用热水稀释。因为热水会促进氯的挥发，影响消毒效果，还会使空气中氯气含量增多，存在过多吸入身体中导致中毒的风险。②**严格按照说明书配置相应浓度** 消毒方式、消毒浓度、作用时间是有效消毒的三要素，缺一不可。使用前必须认真阅读使用说明书，依据实际用途按使用说明书配制相应浓度的消毒液（表 2-1）。消毒液并非浓度越高越好，过高浓度的消毒剂既不能达到有效的消毒效果，又造成环境污染。③**消毒后一定要用清水冲洗干净**　用 84 消毒液消毒后，需要做好后续工作，对消毒液的残留要进行彻底清理，尤其是衣物和餐具的消毒，一定要反复多次用清水进行冲洗，避免残留消毒成分对人体造成伤害，在房间里进行消毒后，要开窗通风换气。④**不能和其他清洁剂混合使用**　84 消毒液不能跟洁厕剂或洗涤剂混合使用（图 2-9），否则会产生化学反应，加速次氯酸的分解，释放氯气，引起氯气中毒。大量吸入氯气的话，会使人咳嗽、呼吸困难，甚至头晕。当浓度达到一定程度时，甚至能致人死亡。两整瓶的 84 消毒液和洁厕灵混合，产生的氯气足以危及生命。⑤**不能用于丝绸、尼龙、皮革等衣物的消毒**　84 消毒液

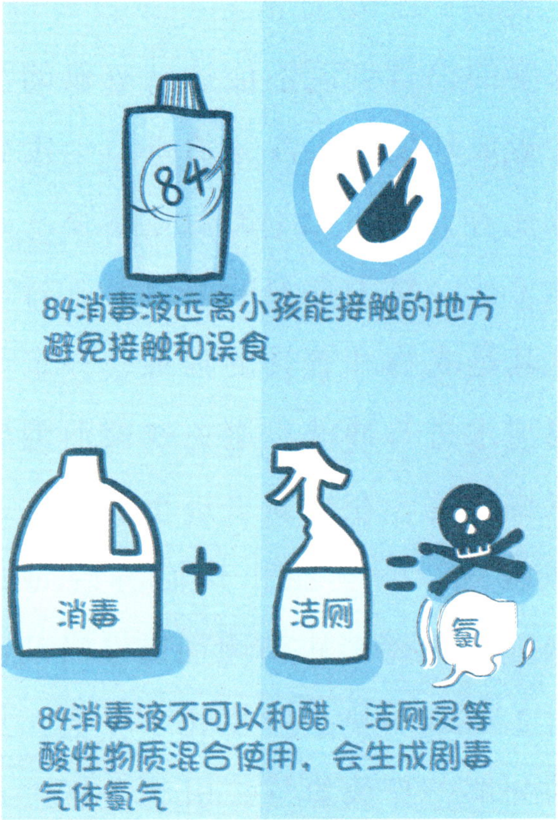
84
84消毒液远离小孩能接触的地方
避免接触和误食
消毒
洁厕
氯
84消毒液不可以和醋、洁厕灵等
酸性物质混合使用，会生成剧毒
气体氯气

图 2-9　84 消毒液的使用图

可以用来消毒衣物，但有局限性。因为 84 消毒液本身具有漂白的功能，所以适用于纯白色的棉、麻、涤材质的织物，不可用于彩色织物，也不能用于丝绸、尼龙、皮革等衣物的消毒，否则会损坏衣物纤维或使其变黄。⑥84消毒液需安全放置，以免误服。⑦使用完84消毒液后一定要把盖子拧紧放置在阴凉、干燥、通风的地方，最好放置小孩碰不到的地方，以免误服，或接触到皮肤、眼睛。

表2-1　按不同用途配制相应浓度的消毒液

用途	稀释倍数	消毒方式	消毒时间
除茶杯，咖啡杯污渍	1:100	浸泡	30分钟
除毛巾汗渍、异味	1:100	浸泡	30分钟
消毒儿童塑料玩具	1:250	浸泡	20分钟
消毒厨房案板	1:250	刷洗	—
餐具消毒	1:250	浸泡、擦拭	10分钟
生食瓜果蔬菜清洗	1:300	浸泡	10分钟
卫生间浴缸及厕所清洗	1:250	刷洗	—
白色衣物清洗	1:250	浸泡	30分钟

4. 外出回来时消毒的处理 ①用消毒液直接擦拭门把手、桌面、电梯按钮等，不要大量喷洒于空气中或身体上。②衣物处理：一般不接触高危人群的话，衣物正常换洗即可，实在担心，也可以用酒精喷洒外套消毒；或用合适温度（56～75℃）和时间（30～90分钟）的烘干机烘干；或含氯消毒液浸泡5分钟，窗外自然环境通风3天；太阳下晾晒60分钟以上；如果曾乘坐公交、地铁、出租车等，特别是刚从医院等人群密集的地方回来，应用衣物消毒剂清洗衣物。

第三章

老年人疫情期间的应急处理

微信扫码

听本章有声书
学新冠病毒防
范知识

第一节 疫情发生时应关注的事项

疫情刚爆发时，特别是一种全新的传染病导致的疫情爆发时，各种各样不同来源的信息铺天盖地的袭来，其真实性和实用性都良莠不齐。老年朋友该如何有选择地关注哪些信息呢？

1. 关注官方报道的疫情相关内容

疫情开始时，官方媒体，特别是中央电视台新闻频道及其他主流媒体会及时跟进疫情动态。这些是及时了解疫情相关内容及发展动态最可靠的途径。新型冠状病毒肺炎疫情期间，新闻频道几乎24小时跟进疫情的最新进展，且每天都直播官方的疫情通报，群众关心的事件等。其中，老年朋友最需要关注以下疫情相关的内容：引起疫情的到底是什么病，个人需要如何进行自我防护，如果感染了该如何就医、医疗政策有无变化，附近医院就医情况等。

2. 关注医疗资源及远程就医

官方公布的发热门诊及定点医院，确定一家离自己家最近的发热门诊或定点医院，及时跟进该医院病患就诊的情况。如果有基础疾病的情况下，老年人还需要关注平时常规就医医院普通门诊就诊的情况。关注一家网络平台的远程就诊平台，留取联系方式，以便咨询医学相关的问题，或解决常见病的诊治。

第二节 疫情期间怀疑感染新型冠状病毒肺炎如何处理

疫情期间由于神经的高度紧张，可能会夸大自身身体状况异常的程度，怀疑自身感染了新型冠状病毒。往往会在“是否就医、如何就医”的问题举棋不定，产生焦虑：如果就医，可能会担心就医过程中感染新型冠状病毒；如果不就医，可能又会担心因延误病情，耽搁了治疗。这时候该如何办呢？

1. 感染风险的自我评估

这里的风险评估分为两个方面：一个是对自身身体状况进行评估，初步判断是否真的可能感染了新型冠状病毒；另一方面是需要对所在地区（城市）疫情状况的分析，初步判断外出就医存在的风险。在对以上两方面进行分析后，做出是否就医的决定才是正确的选择。首先建议大家进行身体状况自我评估。具体做法是：

(1) 测量体温　人体正常体温平均在36～37℃之间（腋窝），超出这个范围就是发热，38℃以下是低热，39℃以上是高热。

目前可获得的家用体温计多种多样（图3-1），如水银体温计、电子体温计和红外电子体温计等。相较而言，传统的水银体温计测出的结果稳定、准确，使用比较普遍。测体温时，应先将体温计的水银柱甩到35℃以下，再把体温计有水银柱的一头放在腋窝下夹紧，5分钟后取出读度数。体温计读数时，将体温计远离水银的一端横着拿好，缓缓转动，观察水银柱所示温度刻度。体温计用后，要用75%的酒精消毒。

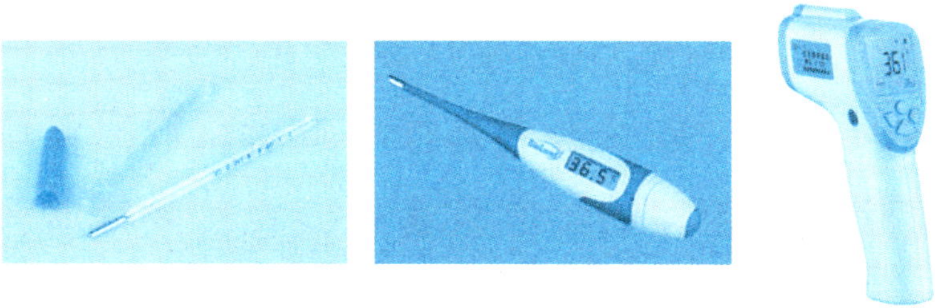

图 3-1　体温计（左图为水银体温计；
中图为电子体温计；右图为红外体温计）

如果没有家人帮助的情况下，对于视力不太好的老年朋友来说，使用传统体温计读取体温比较困难。可以在家备用一只红外体温计。红外体温计分为接触式体温计和非接触式体温计。一般推荐使用非接触式体温计。使用这种体温计，只需将探头对准额头，按下测量钮，仅有几秒钟就可得到测量数据，非常方便。但在使用初期，由于不太熟悉这种操作方式，可能会得到几个不同的测量数据，一般来讲多次测得的最大值为体温值。老年人使用熟悉后会比较满意这种体温计。

（2）观察自己是否有其他咳嗽、腹泻等的症状，症状轻重如何。自己有没有基础疾病，如糖尿病、心脏病等，自己的这些症状以前是否发生过，是否与这些基础疾病有关？初步获得一个印象，自己现在的症状是否与原有基础病有关。

（3）有没有家庭成员共同发病，体温多高，症状轻还是重等。如果其他成员有相同的症状，发烧或不发烧，症状无论轻重都需要重视。

（4）回想自己或家人最近活动的场所以及接触的人，是否有可能接触疫区或来自于疫区的人。比如此次疫情中居住在武汉的人遇到发烧的情况，需要认真回想自己或家人是否去过华南海鲜城，或居住地离得近，或是家的附近有没有集贸市场，或是否接触过其他有可能接触过这些的人；而湖北以外的人可以回想一下：最近是否接触过其他地方，特别是湖北来的人？是否去过人群集中的场所，如菜市场、超市、剧院等？

以上 3 个方面都已经测试考量，发烧 38℃是第一条线；有无呼吸困难是第二条线。如果体温超过 38℃，伴随咳嗽等其他症状，甚至出现了呼吸困难，有基础疾病、疫区接触史或接触过疫区来的人员的情况下，感染了新型冠状病毒的可能性较大，需要及时就医。

如果您居住在疫情正在爆发，且医疗资源相当紧张，不能及时收治病患的地区，如 2020 年 2 月初的武汉、黄冈等，建议若体温没有超过 38℃、没出现过呼吸困难，可以考虑早期居家隔离观察（具体见第三章第四节），但是最好要单人间隔离，和家人保持一米以上的距离，避免传染，注意手卫生等，同时每天监测两次体温，并将病情报告给社区医生，保持联系。轻症病人一般7～10天就可缓解，如果有加重，需随时去医院。即便是居住在武汉等疫情重灾区，当疫情已过高峰期，医疗资源已得到缓解的情况下，建议有咳嗽、发热症状都要去做筛查。一方面有利于及时得到治疗，另一方面也避免成为传染源将疾病传播给他人。如果所在城市感染人数较少，且已经过了传染病的爆发阶段，在做好自身防护的情况下，就医造成的交叉感染风险较小。

2. 就医前准备

疫情期间，老年朋友决定去医院就诊前需考虑好以下几个方面，并做好准备：

（1）**选择就诊的医院** 建议选择离家近、政府指定的医院发热门诊或定点医院。

（2）**准备好就医相关的资料** 包括身份

证、医保卡、银行卡或现金、病历本、慢性病以往就医时的关键性资料（如就诊记录、化验单、以及胸片、CT 等影像学结果，必要时带上目前常规用药的药品外包装盒或将其拍照存放在手机里备用等）、消毒手巾或 75% 的酒精喷雾、外科用级别的口罩（图 3-2）。

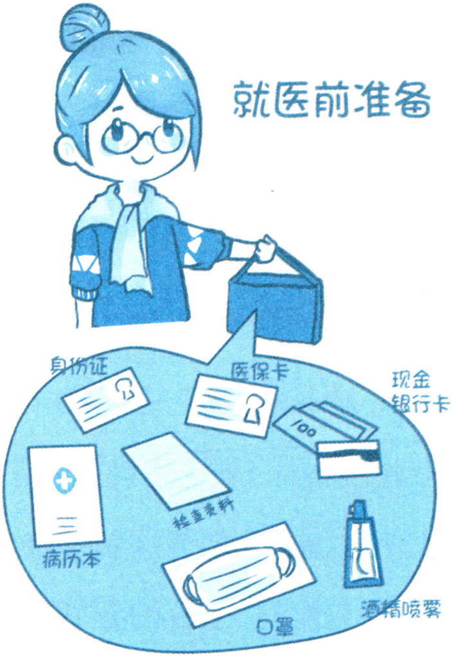

图 3-2　就医前的需准备的资料

（3）想好需要向医生报告的内容 量体温，回想身体不舒服的表现、最近去过的地方以及接触过的人，以便到医院后减少就医时间。

（4）衣物注意保暖，便于穿脱，出门前戴好口罩。

3. 疑似新型冠状病毒感染就医流程

（1）直奔发热门诊 发热门诊是2003年非典时期，为减少非典型性肺炎医院内感染的发生，在卫健委（原卫生部）的要求下建立的。当年卫健委（原卫生部）对发热门诊的设立还发布了指导原则。经过十几年的不断完善，我国二级以上综合性医院均建立了针对传染性疾病的发热门诊，主要用于在流感季节或不明原因传染病流行时期接诊发热病患。设立了发热门诊的医院通常也会在普通门诊设立分诊台，即使来就诊的病人没有意识到发热，在普通门诊分诊台测到发热后也会被分诊到发热门诊。此次武汉疫情爆发后，武汉地区的多数医院取消了普通门诊，仅开放发热门诊，此时来医院就诊，如果防护不到位，引起医院内感染的风险较大。

（2）在发热门诊，病人会接受医生的问诊、测量体温和初步实验室检查。医生会根据病人是否发热，结合其临床表现对其做进一步的实验室和影像学检查。新型冠状病毒肺炎实验室筛查一般包括：抽血做常规检查，采集鼻咽部分泌物做新型冠状病毒的核酸检测。影像学检查主要是CT检查，有条件的做动态CT检查。

（3）排除新型冠状病毒感染的病人将被安排到相应普通门诊做进一步的诊治，此种情况下，就医流程跟以往一样。需要注意的是，疫情期间，因存在不典型症状的病人出现在其他科室就诊的可能，医院内感染的风险仍然存在，做好自我防护不能掉以轻心。

（4）不能排除感染新型冠状病毒的病人将在发热门诊接受进一步的诊治。此种情况下，病人会被收治入隔离病房进行观察治疗。等待进一步诊断结果回来后，按照疾病的轻重分别收治在不同防护等级的病房内进行治疗。

第三节 疫情期间患其他疾病如何处理

疫情防控期间，医院属于人群密集的公共场所，相对交叉感染的风险高。截至 2 月中旬的数据表明，因为医院内交叉感染，全国 3000 多名医护人员感染新型冠状病毒。

因此，疫情期间，能不去医院尽量少去医院，必须去的话尽量减少去医院的次数。

1. 出现急诊或危重症，应就近选择医院立即就诊

疫情期间为冬春交接的寒冷季节，老年人更易发生因非新型冠状病毒肺炎生病需要急诊就医的情况，比如由于骨质疏松容易摔跤造成骨折、其他外伤需及时处理、基础疾病加重、其他急症，如春节期间饮食失衡造成的急性胰腺炎等。这种情况下，需要及时就近去医院就诊。此次疫情期间，许多医院因为疫情的需要，关闭现场挂号窗口，到医院就诊需要提前预约挂号。遇到这种急诊的情况，可通过电话或网络平台的方式及时联系到医院，以便到达医院后能够及时就医。需要注意的是：出门需要提前准备好就诊需要的资料（见第三章第二节就医前的准备）、

做好防护（见第二章第二节加强防护）。如有家人陪同时，尽量减少陪同家人的数量。

2. 慢性病稳定期的患者，尽可能减少去医院就诊次数

患有常见慢性病，如糖尿病、高血压、冠心病等基础疾病的人群是本次新型冠状病毒肺炎最容易感染，并出现重症、危重症的人群。老年人更是其中的重点人群。因此，患有慢性病的老年朋友更应减少去医院就诊的风险。为分流人群，减少人口密度，降低慢性病患者的暴露风险，政府也采取了相应的举措：**适当延长慢性病患者每次开药药量；鼓励医疗机构开设网络远程就医平台。而且在此次疫情期间，多家医院已经推出线上会诊平台和热线，并且开通了邮寄慢性病药物的业务（见第三章第一节）。**这种便利条件下，老年朋友不仅可以通过在线咨询对身体

状况的疑问，甚至可以通过网络平台获取治疗药物。当然，对老年朋友来说，这无疑是个新的挑战，但也是一个更好的便捷生活方式。相信能学会使用智能手机的老年朋友，也会学会使用网络平台进行咨询和就医。

第四节　疫情期间如何进行隔离

传染病之所以能够在人与人之间传播，起决定性作用的是 3 个方面：带有病毒的人在散播病毒、容易被病毒感染的人以及某种方式使病毒在这两类人种传递，所以隔离很重要：如果将带有病毒的人（包括有症状的病人和无症状的感染者）都隔离开来，病毒就不会扩散，没有被感染的人就相对安全了；如果将没有被感染的人隔离起来，使其远离病毒，相当于建立起了一个防毒屏障，那也安全了。一般情况下，已出现明显临床症状的感染者都会在医院接受救治，从而被隔离。疫情期间的其他人，不仅会是未被感染的人，也有可能是已被感染不发病或是处于发病前期的人。因此，科学合理的隔离非常重要。

1. 密切接触者的居家隔离

如果您与已确诊患有新型冠状病毒肺炎或正在接受新型冠状病毒肺炎感染评估的人有密切接触，您应从您第一次与患者密切接触之日开始监测您的健康状况，并在您最后一次与患者密切接触后继续监测您的健康状况14天。此时居家隔离具体需要做到：

（1）观察以下这些体征和症状 发烧：每天两次测量您的体温；咳嗽；呼吸短促或呼吸困难；其他需要注意的早期症状包括畏

寒、身体疼痛、咽喉痛、头痛、腹泻、恶心/呕吐和流鼻涕等。

（2）经常通风，保持室内环境干净　确保共用空间（厨房、浴室等）通风良好，要经常开窗通风，至少上、下午各1次，每次通风时间30分钟以上，通风时注意保暖。每日至少进行一次房间湿式清扫，保持清洁。

（3）良好卫生习惯　如果单独居住，可以不戴口罩；在进入和家庭成员共用的空间时应佩戴医用口罩。口罩被分泌物弄湿或弄脏时，应立即更换。避免用手接触口、鼻、眼。打喷嚏或咳嗽时用纸巾、口罩或手肘遮住口鼻。

（4）隔离期间不得外出　如果有疾病等特殊情况必须外出的，需报告社区医生，在社区医生的安排下外出。

（5）在此期间，如果出现发热或任何监

测的症状，需立即告知家人或联系社区医务人员，说明自身健康状况，并按指引进行就诊。就医时，一定如实告诉医生您与已确诊患有新型冠状病毒肺炎或正在接受新冠感染评估的患者有密切接触。这将有助于及时获得正确的资料，并且减少其他人受到感染的风险。

（6）隔离期满后，如果您没有任何症状，您可以继续进行日常活动，如上班、上学或前往其他公共场所。

2. 如何照顾居家隔离的亲人

如果您家里有新型冠状病毒肺炎密切接触者，并开始居家隔离时，您在照顾他（她）起居时应该做到：

（1）进入居家隔离者房间时应戴口罩，尽量减少与其及其用品的接触　如避免共用牙刷、香烟、餐具、饭菜、饮料、毛巾、浴巾、床单等。

（2）接触可能污染的表面，或与居家隔离者接触后，可用含酒精速干手消毒剂进行手消毒，也可用0.5%碘伏溶液，作用1～3分钟。

（3）清洗居家隔离者衣物、床单等时，不要在共用区域抖动，避免直接接触自己的皮肤和衣服。使用洗衣皂或洗衣液和清水清洗。

（4）确保共用空间（厨房、浴室等）通风良好，要经常开窗通风，至少上、下午各1次，每次通风时间30分钟以上，通风时注意保暖。每日至少进行一次房间湿式清扫，保持清洁。

（5）配合社区医生做好居家隔离者的管理，并督促其做到医学观察的各项要求。

第五节 疫情期间必须外出如何处理

疫情期间，不出门可以减少被感染的风险。但因为需要补给生活必需品，丢垃圾等，很难做到完全不出门。只要外出，就有可能接触到一些公共设施，如门把手、电梯按键、交通工具的座位和扶手等，而购物挑选物品时也可能触碰到存在于物品表面的病毒。因此，外出时需要做好安全防护（图3-3）：

1. 在人群密集的地方，如超市、菜市场等，需全程戴口罩，与他人保持至少1米的距离；

2. 选购物品时，最好不要直接用手拿，可以戴手套，或将超市的购物小袋套在手上抓取，最好一次性购买齐全，以便减少出门购物次数；

3. 排队等候结账时，不要拥挤，和别人保持一定距离，自备购物袋，尽量减少与公共设施的接触，买完不逗留，立即回家；

4. 回家路上尽量选择步行、骑行或自驾车，如乘坐公共交通，要隔位、分散就座，避免用手触摸车上物品；

5. 接触电梯按键时可用纸巾等隔开，尽量不在电梯内交流，低楼层的人建议走楼梯，尽量不要触摸扶手；

6. 回到家门口，摘掉口罩，口罩外折，扎紧放进垃圾桶；

7. 进门后将购买的物品放到位，随后立即用流水洗手，用75%的酒精揉搓1分钟，或是用0.5%的含氯消毒液消毒；

8. 采用稀释过的84消毒液（按说明书，

一般 1:100 稀释）对门把手表面进行擦拭消毒；

9. 必要时用 75% 的酒精喷洒，对鞋子、购物袋表面进行消毒。

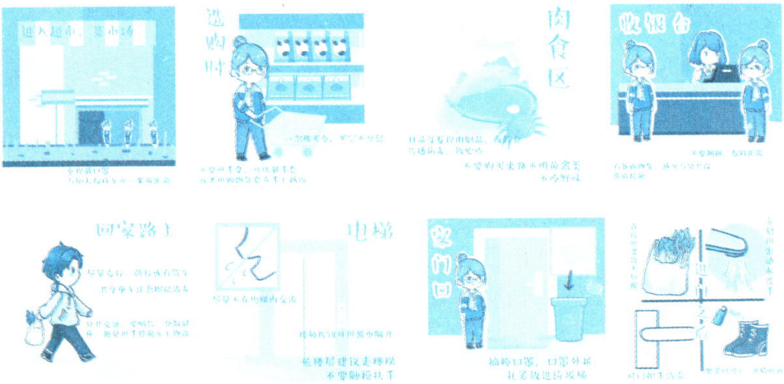
进入超市、菜市场
选购时
肉食区
不要购买来路不明的禽类
不吃野味
收银台
回家路上
电梯
低楼层建议走楼梯
不要触摸扶手
家门口
摘掉口罩，口罩外折，
扎紧放进垃圾桶
进门之后

图 3-3 疫情期间外出时防护要点

第六节 疫情期间情绪的自我管理

新型冠状病毒肺炎疫情自被人们重视，到在全国爆发的短短几个月时间内，多种不良情绪在人群中滋生。因以下几个原因的存在，老年朋友出现情绪的波动更为普遍：糖尿病、高血压、冠心病等基础疾病的患病率较高，导致抗病能力低下；家庭家务主要的承担者，在疫情早期可能是家庭中外出至菜市场、超市等人群集中场所最多的成员，被感染风险大；甚至在疫情期间仍然是家务的主要承担着，容易因劳累造成免疫力低下；消息来源渠道比较单一，容易陷入极端思维，导致过度焦虑，甚至失眠等情绪。老年人免疫系统因为年龄增长的原因，较年轻人免疫力低下。在较长时间负面情绪的影响下，有可能会加重免疫力下降，导致原本就患有的基础疾病加重，从而感染新型冠状病毒的风险增加。因此，老年人除必要的增强免疫力和加强防护外，还需要学会情绪的自我调适。

1. 情绪的自我调适

面对突然袭来的新冠疫情，老年朋友首先需要做的是让自己冷静下来，尽量保持日常生活习惯、思考自己需要做的事情。

（1）首先照顾好自己 尽可能维持正常的生活作息，要有适当的休息，尽量保持生活的稳定性。记住，危机事件的发生会令人手忙脚乱，自乱阵脚，因此让生活作息维持规律，是处理危机的必要条件。

（2）减少因信息过载带来的心理负担 随着科技的发展，老年人一边享受电子产品带来的红利，通过这些电子产品接受外界的信息，缩短与世界的距离，提高生活质量，但当疫情来临时，老年人也会无一例外地被来自于电视、广播、手机的各种信息所包围，被动地处于一种负面情绪之中。因此，疫情期间，老年人首先需要做的是让自己冷静下来，对这种状态有较为清醒的认识，并且尽量控制自己每天接收有关信息的时间不超过一个小时，在睡前不宜过分关注相关信息，不道听途说，关注必要的信息，减少杂音。

（3）试着与自我对话，进行自我鼓励　人类都有一种自言自语的特殊能力，不论是大声地或无声地自言自语，都能通过这种方式，鼓励自己克服艰难的挑战。在疫情期间，老年朋友可以这么告诉自己："这个疫情可能很凶险，但我可以安全度过"，"我不能让焦虑和胡思乱想占上风"。

（4）适当运动　运动的好处在于可以帮助老年人减少精神上的紧张，增加心血管机能，增进自我效能，提高自信心，降低沮丧等。哪怕你被隔离，也可在隔离地方做做运动，很好地调整心态。新型冠状病毒肺炎期间，武汉建立了多所方舱医院收治新冠病人。其中有些老年朋友就很勇敢，在方舱医院跳起了广场舞（图 3-4），随后，保肺操、太极拳、八段锦等纷纷拥有了自己忠实的粉丝，并引领了斗舞的风潮。病人们在这种积极的环境中配合医护人员进行治疗，治愈出院的好消息频频传来。

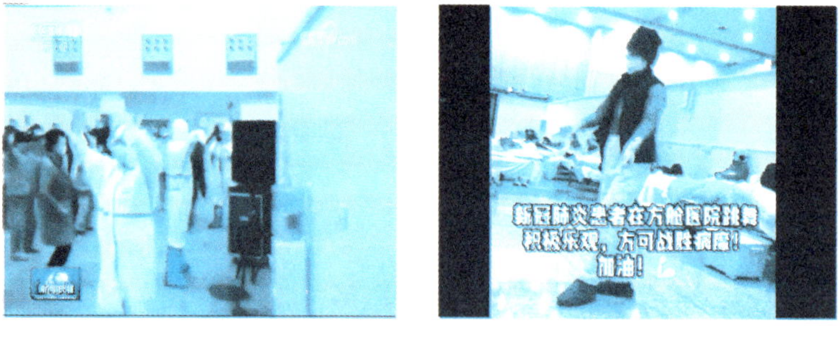

图 3-4　武汉方舱医院广场舞

（5）正向思维：面对新型冠状病毒肺炎疫情时，可以运用如下的思考方式：不要只往坏处看，很多文章也许只是在贩卖焦虑。注意每日的资讯中，其实正面信息是多于负面的。留意事实和数据，根据事实，判定自己的担忧是否合理（例如：发病率、死亡率、治愈率、医疗方法的发展、新的药物等）。多回忆在每一次遇到危机时你曾如何面对。重新肯定自己身为一个个体的能力。以合理的态度看待事情，尝试以更广阔的角度了解问题的影响，问题会带来短暂的影响，但长远而言事情最终能改善及成为过去。保持对前景的盼望，即使在疫情时期，也不要忽略在我们身边的美好事物。

2. 不信谣，不传谣

疫情当下，谣言满天飞。疫情爆发初期，基因武器、抽烟杀毒、爆竹杀毒等谣言四起，到现在还有很多人认为疫情是美国人的阴谋。甚至出现了谣言的传播造成的大量痛心事件，比如网上传谣“猫狗会感染病毒”，不少人就把自己养的猫和狗摔死

了。如果被谣言所裹挟，精英也会变傻，很多人只有情绪，看到信息就复制转发，根本不求证，你稍微偷懒一下，不注意就成为传谣者。老年人信息来源较为闭塞，更容易受到谣言影响。因此，面对疫情，每个老年人都应该拿出百分之二百的警觉，严肃认真对待，格外当心谣言的侵害。不要听信任何非官方渠道发布的关于新型冠状病毒的信息，不传谣不信谣，始终相信政府相信国家能够战胜肺炎，以平静的心态度过艰难时刻。

3. 养成良好的生活卫生习惯

（1）**拒绝野味**　野生动物来自于大自然，身上带有多种病菌。一般情况下，病菌不会在动物和人类之间跨物种传播。但以往的研究表明，病毒可以通过中间宿主的过渡下，突变成能感染人类的病毒。SARS 就是已经被证明的由感染蝙蝠的 SARS 病毒通过感染果子狸，再由果子狸感染人类的。另一方面，人类猎食野生动物，也会破坏生态平衡。

（2）**倡导食养，清淡营养饮食**　“食养”是“食疗养生”的简称，是通过饮食达到调理身体，利用食物来影响机体各方面的功能强壮体魄，使其获得健康或愈疾防病为目的的一种养生方法，具体通过清淡营养饮食来实现。清淡饮食不等于完全不吃肉，要保持食物来源的生物多样性，以谷类食物为主；要多吃蔬菜、水果和薯类；每天要摄入足够的豆类及其制品；鱼、禽、肉、蛋、奶等动物性食物要适量。合理搭配营养，将动物性食物、食用油和盐限制在合理范围内，避免过多地使用辛辣调味品。

（3）**适当运动**　锻炼身体是中老年人防病的好办法。但是，相对于年轻人来说，中老年人的心肺功能较弱，血管硬化，如果运动不得当，极易发生意外伤害，所以，中老年人可结合自身身体状况选择适合自己的运动方式。踱步、八段锦和太极拳等不失为老年朋友的首选。

第四章

疫情过后老年人的调适

微信扫码

听本章有声书
学新冠病毒防范知识

新型冠状病毒肺炎疫情中，老年朋友的生活智慧得到了充分的沉淀。经过疫情的洗礼，相信老年朋友会更加睿智，更加热爱生活、善待自己和家人朋友，疫情过后夕阳更红。

1. 创造愉悦的生活环境，保持和谐的人际关系

良好的人际关系使人心情愉悦，令体内的白细胞增加，增强自身免疫能力，对抗病菌的侵袭。老年人由于离开工作岗位，远离社会生活，再加上儿女独立成家，以及自身体力衰弱，甚至行动不便，降低了与亲朋来往的频率，很容易感到孤独和寂寞。

老年人摆脱孤独的最佳方法是：①**创造良好的生活情境**　尽量扩大自己的兴趣范围，从看书、习字、画画、摄影、练琴、钓鱼、种花、伺养动物等活动中获得乐趣；②

加强与子女，亲朋和邻里联系，建立和睦相处的关系 子女离家有了自己的家庭后，老人应该继续加强与子女的联系，尽量增强两代人之间的相互理解，给他们适当的帮助，在与子女的互动中，享受天伦之乐；结交志趣相投的老年朋友，邻里之间通过“串门”走到一起，冲一壶茶、聊一聊家常、互相分享一下快乐、倾诉一下苦恼，不仅可以获得安慰和理解，还可降低对生活困难的恐惧。在与各种人的交往过程中，老年人一定要尊重别人的特点与习惯，努力与人和睦相处，并善于帮助他人，才能赢得别人的尊重和真诚的友谊。③**老年人遇到困难要善于求助于人** 通过别人的帮助，使自己的心情变得开朗。老年朋友遇到困难时，常担心给他人“找麻烦”，而不愿向他们求助。最后困难得不到解决，小则影响心情，大则发展至不可收拾的大麻烦。其实，求助是加紧人与人之间亲密关系的一种方式。通过求助和获得帮助，双方都会获得心理上的满足感，加强了对对方的认同。因此，老年朋友在力所能及的情况下，尽可能地帮助他人；在需要帮助的时候，也需要大声地向身边的人说出来，良好的关系就此建立起来。

2. 保持健康的生活卫生习惯，远离传染病

（1）保持健康生活习惯　新型冠状病毒肺炎疫情期间，大多数人经历过居家隔离，学会了戴口罩，勤洗手，多通风，公共场所自我防护，并且诸多良好的生活习惯逐步养成。疫情过后，需要继续保持（详见第三章第六节）。

（2）适度运动　疫情过后隔离解除，老年人可以走出户外，呼吸新鲜空气，享受鸟语花香，同时做一些适合老年人的运动：①

操作小区或公园里的运动器材 吊环、转盘等都适合老年人，清晨去小区或公园把器材都玩一遍回来就足够一天的运动了；②**广场舞** 广场舞适合身体灵巧有体力的老年人。随着音乐，身体舞起来，全身都动起来，身体全部的细胞都得到运动，大汗淋漓一场，是运动后的畅快。广场舞还能陶冶情操，使老年人热爱音乐，重展生活热情；③**打太极** 太极是一种“静中有动，动中有静”的斯文运动。太极可以帮助老人们协调平衡能力，对身体的柔软度也很有帮助，它不仅仅是运动，更容易成为老年人的一项爱好，提升老年人自我认可度，愉悦身心；④**练习八段锦** 八段锦是从北宋起便开始流传的一项健身活动，中医认为八段锦柔筋健骨、养气壮力，具有行气活血、协调五脏六腑之功能。老年人练习八段锦能缓解疲劳，对神经、心血管、消化、呼吸及运动器官都有良好的调节作用，更可缓解肩腰腿痛；⑤**倒退走路**　人倒退的时候身体往后倾，腰部的压力也顺着往后，对有腰椎盘突出等症状的老年人非常有益，可以帮助减轻腰椎的压迫感，倒退完成后，有助于改善睡眠。老年人在进行倒退走路锻炼时，一定要选择开阔无障碍地点进行，避免摔伤。⑥**散步**　对于身体条件稍差的老人来说，剧烈点的运动有可能无法去做，那就去散步吧！在马路上、公园里随便走走，走的时候前后甩甩双手，抖擞一下腿，也是可以让身体放松下来达到运动的目的。

3. 转变传统就医观念，学会网络平台询医就医

（1）互联网医疗是未来医院发展的趋势　自 2015 年 3 月 5 日，第十二届全国人

民代表大会第三次会议开幕会上，李克强总理提出制定“互联网+”行动计划以来，互联网医疗已经逐步在全国大中城市展开，近几年有了一定程度的发展。具有代表性的互联网医疗形式有：以健康教育和信息为主的39健康网；以患者社区和医生信息为主的我爱好医生；以医师评价和挂号为主的好大夫在线；以疾病风险评估为主的宜康网；以即时在线咨询为主的医通无忧网等；以远程云诊、全程陪诊为主的就诊通网；以社区医院，患者签约家庭医生，医院沟通为主的身边医生(app)；以专科垂直领域为主，专注眼科服务的目邻。可能一些老年朋友会觉得这些互联网医疗离自己很远，但实际上它们已悄然进入我们的生活：比如到医院就医时用微信扫码关注医院在线APP，不仅可以挂号、缴费，还可以查收化验单；足不出门就可以在网上药房买到药等等。

（2）新型冠状病毒肺炎疫情中，互联网医疗加速了应用的进程　①医疗机构互联网医疗的推进　如北京各大医院相继推出了门诊预约服务，患者需提前在网络平台预约挂号后才可以到相应医院就诊。这种方式既保证了门诊秩序，减少人流聚集，避免交叉感染，同时也减少了在医院的候诊时间；开通互联网医疗服务，通过微信公众服务号开通互联网医疗在线一对一咨询服务，减少部分慢性病患者来医院就诊的次数，甚至部分常见病患者不用到医院就医。**②网络平台运营商推出诊疗相关服务**　如百度推出“抗击肺炎”专栏，其中可以通过“周边疫情”了解居住地附近确诊患者曾经活动的场所、通过“疫情辟谣”及时判别信息的真伪；微信推出的“医疗健康”栏目中可以找到居住地附件的发热门诊和其他医疗信息。可以说，网络平台提供的信息应有尽有，只有你想不到的，没有你找不到的。③**健康码时代** 新型冠状病毒肺炎疫情中，杭州率先推出健康码管理模式：将健康码与电子健康卡、电子社保卡打通使用，杭州市民可凭支付宝健康码看病，杭州也成为全国首个可凭健康码看病的城市。人们通过出示健康码进小区、坐公交地铁、逛菜场……在这场突如其来的疫情危机中，健康码在杭州人的日常生活中成为了不可或缺的存在。

（3）疫情后，老年人至少需要学会的互联网医疗相关知识 疫情中，人们就医习惯在悄然发生改变，互联网医疗的应用已经进入人们的生活，并且带来了便利。比如通过网络预约挂号，减少到医院的候诊时间，节约了时间成本。对于老年朋友来说，互联网

医疗仍然是一种挑战。实际上也并非想象的那么难。①**通过智能手机学会询医就医**

现在有不少老年朋友已经学会了使用智能手机，通过网络平台进行网购，使用支付宝或微信支付。**互联网医疗的本质就是网购医疗服务。老年朋友需要做的是关注常去看病医院的官方微信公众号或是医院APP，关联上医保卡号和就诊人信息。**以微信公众号举例：如果您需要在该医院预约一位内科专家，可以先根据自身的情况在微信平台上查询内科相关科室，再根据科室内每一位权威专家的详细介绍和专长，选择合适的专家进行预约。在就诊前，只需通过微信支付挂号费即可挂号成功。在候诊过程中，如果不想浪费过多时间在排队上，可通过“候诊通知”查看候诊人数来灵活安排就诊时间。而在就诊时，可以通过微信支付缴纳药费和检验检查费用，支付成功后，系统将取药窗口、检查项目的所在位置、等候人数等信息发送至您的手机，您可根据各个项目的等候人数，合理地自主优化就诊流程。此外，不需要在医院等候检验检查结果，可随时随地通过微信进行查询。②不会使用智能手机的老年朋友可通过114电话平台或医院挂号处电话进行预约挂号，常规就诊即可。相信广大的老年朋友会慢慢适应这种新的变革，享受互联网带来的红利。

责任编辑：姚林琪　董　巍
责任印刷：李未圻

图书在版编目（CIP）数据

新型冠状病毒肺炎老年人自我防范读本/娄金丽，冯霞主编.
—北京：华龄出版社，2020.3

ISBN 978-7-5169-1266-9

Ⅰ. ①新… Ⅱ. ①娄… ②冯… Ⅲ. ①老年人—日冕形病毒—病毒病—肺炎—预防（卫生） Ⅳ. ①R563.101

中国版本图书馆CIP数据核字（2020）第032174号

书　　名：新型冠状病毒肺炎老年人自我防范读本
主　　编：娄金丽　冯　霞

出 版 人：胡福君
出版发行：华龄出版社
地　　址：北京市东城区安定门外大街甲57号　邮　编：100011
电　　话：010-58122246　传　真：010-84049572
网　　址：http://www.hualingpress.com

印　　刷：北京大宝装璜印刷有限公司
版　　次：2020年3月第1版　2020年3月第1次印刷
开　　本：880×1230　1/32　印　张：5
字　　数：54千字
定　　价：28.00元